N.J. de Wit, huisarts

B.J.M. Witteman, maag-darm-leverarts

Bovenbuikklachten

Practicum huisartsgeneeskunde

een serie voor opleiding en nascholing
redactie
dr. H.E. van der Horst
dr. M.E.T.C. van den Muijsenbergh
drs. J. Talsma
dr. J.O.M. Zaat

N.J. de Wit, huisarts
B.J.M. Witteman, maag-darm-leverarts

Bovenbuikklachten

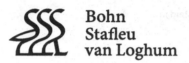

Bohn
Stafleu
van Loghum

Houten, 2016

Tweede (ongewijzigde) druk, Bohn Stafleu van Loghum, Houten 2016

ISBN 978-90-368-1516-1   ISBN 978-90-368-1517-8 (eBook)
DOI 10.1007/978-90-368-1517-8

NUR 870
Omslagontwerp en typografie: Marianne Elbers, Amsterdam

Bohn Stafleu van Loghum
Het Spoor 2
Postbus 246
3990 GA Houten

www.bsl.nl

Voorwoord

Bovenbuikklachten komen frequent voor – veel mensen kennen het 'brandend maagzuur' of 'de steen op de maag'. Het merendeel van de mensen wacht gelukkig af tot de klachten vanzelf overgaan; slechts een deel heeft genoeg last om zich patiënt te noemen en meldt zich bij de huisarts. Bovenbuikklachten maken naar schatting 3 tot 4% van de arts-patiëntcontacten in de eerste lijn uit. Het merendeel van die patiën-ten wordt door de huisarts zelf behandeld – verwijscijfers voor boven-buikklachten liggen onder de 5%.

In de afgelopen twintig jaar zijn er veel belangrijke ontwikkelingen geweest in de gastro-enterologie. Sommige zijn zelfs baanbrekend, zo-als de opkomst van de endoscopie en de ontdekking van *Helicobacter pylo-ri*, waarmee een totaal andere benadering van ulcusziekte ontstond. Ook zijn er nieuwe inzichten in ziektebeelden als virale hepatitis en coeliakie. De therapeutische mogelijkheden zijn enorm toegenomen: denk alleen maar aan de maagzuurremmende middelen, de interferonbehandeling en de opkomst van de ERCP. Deze nieuwe ontwikkelingen hebben ook veel consequenties voor het beleid van de huisarts bij bovenbuikklach-ten.

Reden genoeg dus om het bijna twintig jaar oude deeltje *Bovenbuiks-klachten* in de Practicumreeks te herschrijven. Ons uitgangspunt hierbij was om in korte klinische hoofdstukken de belangrijkste thema's rond bovenbuikklachten in de huisartspraktijk te bespreken. Daarbij hebben we getracht recht te doen aan de frequentie van voorkomen van de ver-schillende oorzaken. De maag- en slokdarmklachten worden in vier hoofdstukken belicht, twee hoofdstukken gaan over lever- en galblaasaf-wijkingen, één over de overlap met thoracale pijnsyndromen en ten slot-te is een hoofdstuk gewijd aan de wat minder frequente oorzaken van bovenbuikklachten.

De kapstok is in elk hoofdstuk een herkenbaar klinisch verhaal uit de huisartspraktijk, met de kenmerken en de prognostiek van de patiënten-groep zoals de huisarts die ziet. Referenties zijn zoveel mogelijk 'eviden-ce based' richtlijnen uit de eerste lijn, waarbij we uiteraard dankbaar ge-bruikgemaakt hebben van beschikbare NHG-richtlijnen en Cochrane re-views. Misschien is het voorgestane beleid hier en daar wat minder prag-matisch dan wat veel collega's gewend zijn. Dat is echter een bewuste keuze. Wij denken dat de huisarts, als klinische eerstelijnsspecialist, het grootste deel van de patiënten met bovenbuikklachten zelf kan behandelen. Duidelijke criteria voor diagnostiek en behandeling zijn uiteraard voorwaarde voor een adequate gastro-enterologische eerstelijnszorg.

In de loop der jaren hebben we diverse redactieleden voorbij zien trekken, en de een na de ander heeft ons gestimuleerd dit werk toch vooral af te maken. De totstandkoming van dit boekje is daarom mede hun verdienste. Speciale dank ook voor Pieter Warners, internist in Zeist, die mede de basis heeft helpen leggen voor de eerste vier hoofdstukken.

We hopen dat u als lezer plezier heeft van dit werk, en staan uiteraard open voor uw commentaar.

Rhenen, voorjaar 2002

Niek de Wit, huisarts
Ben Witteman, maag-darm-leverarts

Inhoud

1   Brandend maagzuur; van klacht tot ziekte

Casus

De heer Voskuilen, een 43-jarige patiënt, meldt zich op een vrijdagmorgen in december op het spreekuur. Hij vertelt dat hij de laatste weken steeds meer last heeft van 'het zuur'. Nu heeft hij dat de afgelopen jaren wel vaker gehad, maar met extra melk drinken en af en toe wat Rennies verdween de klacht na een tijdje spontaan. Hij heeft een keer een antacidum voorgeschreven gekregen, waar hij zeer snel op reageerde. Deze keer is het echter hardnekkiger: hij ligt er nu ook 's nachts wakker van. Melk drinken, noch de Rennies geven verlichting. Hij wil graag zo snel mogelijk van de klacht af, vooral omdat het deze dagen in zijn banketbakkerij bijzonder druk is.

U kent de heer Voskuilen als een doorgaans opgewekte man, met een behoorlijk overgewicht. Hij heeft sinds drie jaar een eigen zaak, die hij met zijn vrouw runt. Hij rookt nog steeds zo'n twintig sigaretten per dag. In de afgelopen jaren heeft hij nauwelijks een beroep op u gedaan. Drie jaar geleden werd bij een verzekeringskeuring een licht verhoogde bloeddruk gevonden. Zijn vader is dertig jaar geleden op middelbare leeftijd overleden aan kanker in de buik.

Waar denkt u in eerste instantie aan?

Zuurbranden komt veel voor. Bij veel mensen is deze klacht het gevolg van de terugstroom van maagzuur naar de slokdarm (reflux). Gelukkig is zuurbranden meestal van voorbijgaande aard. Het is meestal geen aanleiding om de huisarts te bezoeken.

Komt de klacht echter vaak terug of houdt ze lang aan, dan spreekt men van refluxziekte. Refluxziekte is een werkhypothese, een verzamelnaam voor klachten als gevolg van terugstroom van zure maaginhoud naar het onderste deel van de slokdarm. De belangrijkste klachten zijn zuurbranden oftewel pyrosis (een gevoel van zuurbranden vanuit de maag, retrosternaal opstijgend naar de keel) en regurgitatie (het teruggeven van zure maaginhoud tot in de keel). Deze klachten kunnen echter ook optreden bij andere problemen in de bovenbuik, zoals een ulcus duodeni.

Pathofysiologisch mechanisme van refluxziekte

Refluxziekte is een verzamelnaam voor klachten die in essentie allemaal terug te voeren zijn op het niet goed functioneren van de afsluiting tussen maag en slokdarm. De LES (*lower esofageal sfincter*), die de afsluiting van de slokdarm verzorgt, functioneert niet goed en zure maaginhoud stroomt in de slokdarm. Deze is bekleed met plaveiselcelepitheel, dat niet bestand is tegen zuur, hetgeen onder bepaalde omstandigheden klachten geeft.

Toch is de pathofysiologische achtergrond van refluxziekte ingewikkelder. Ook bij gezonde proefpersonen blijkt de sfincter geregeld te relaxeren en treedt wel eens reflux van maaginhoud op. Zuur in de slokdarm geeft dus lang niet altijd klachten. Pas als bij een abnormaal hoge frequentie en lange duur van de refluxepisodes de pH in de slokdarm lager is dan 4,0 blijken er klachten op te treden en spreekt men van pathologische reflux. In het ontstaansmechanisme zouden bovendien ook een te lage basisdruk in de sfincter en een te trage ontlediging van slokdarm en maag een rol spelen. Meestal blijkt er geen sprake te zijn van een te hoge maagzuurproductie.

Langdurig contact tussen maagzuur en slokdarmslijmvlies bij patiënten met langer bestaande refluxziekte kan tot oesophagitis in de wand leiden. Oesophagitis, een ontsteking van de onderste slokdarm, is een endoscopische diagnose (en kan dus alleen gesteld worden na een duodenoscopie). De ernst van endoscopisch gevonden oesophagitis correspondeert echter vaak niet met de ernst van de klachten.

De rol van de hiatushernia (HH) bij het ontstaan van refluxziekte is veel minder absoluut dan vaak wordt aangenomen. Naar schatting heeft de helft van de bevolking boven de vijftig jaar een HH. Slechts een deel van de patiënten met een HH heeft refluxklachten en naar schatting 25% heeft een oesophagitis. Omgekeerd heeft ongeveer de helft van de patiënten met oesophagitis ook een HH. Dit betekent dat voor de huisarts in de dagelijkse praktijk vooral de klachten centraal moeten staan en dat een röntgenologisch vastgestelde HH (zonder klachten) in feite geen beleidsconsequenties heeft.

Epidemiologie van zuurbranden en refluxziekte

Naar schatting heeft meer dan de helft van de bevolking op een zeker moment wel eens last van zuurbranden. In de meeste gevallen verdwijnen die episodes weer, al dan niet onder het gebruik van zuurneutraliserende middelen.

Refluxziekte, ofwel chronisch hinderlijk zuurbranden, is een gezondheidsprobleem van aanzienlijke omvang; eentiende van de bevolking heeft zeer geregeld last van brandend maagzuur, die kan leiden tot arbeidsverzuim, medische consumptie en chronisch medicijngebruik. Naar schatting gebruikt 2 tot 3% van de volwassen bevolking dagelijks zuurremmende medicatie.

Ook bij zuurbranden doet zich het 'ijsbergfenomeen' voor: van alle mensen die er last van hebben, zoekt slechts een klein deel medische hulp bij de huisarts. Uit Nederlandse gegevens blijkt dat de totale incidentie van aan de slokdarm gerelateerde aandoeningen op het spreekuur van de huisarts acht per duizend patiënten per jaar is. Dat houdt in dat de Nederlandse huisarts jaarlijks ongeveer vijftien tot twintig nieuwe patiënten met refluxziekte ziet.

Een minderheid van de patiënten met refluxziekte op het spreekuur van de huisarts (naar schatting de helft tot eenderde) heeft endoscopisch ook oesophagitis. Refluxziekte leidt dus lang niet altijd tot oesophagitis en omgekeerd wordt oesophagitis ook gevonden bij patiënten zonder klachten.

In grote series van patiënten met maag- of refluxklachten die door de huisarts zijn verwezen voor duodenoscopie, wordt bij 20 tot 30% afwijkingen aan het slokdarmslijmvlies gevonden.

De maag-darm-leverarts (MDL-arts) ziet een nog kleiner topje van de ijsberg. Minder dan 3% van de patiënten met pyrosis belandt uiteindelijk in de tweede lijn – het gaat voornamelijk om de patiënten met chronisch recidiverende refluxziekte en diegenen bij wie endoscopisch een ernstige oesophagitis is vastgesteld.

De klacht zuurbranden, een van de belangrijkste kenmerken van refluxziekte, komt iets meer bij vrouwen voor, mogelijk als gevolg van het veelvuldig optreden van de klacht tijdens de zwangerschap.

Zuurbranden kan op alle leeftijden voorkomen, met een voorkeur voor de groep veertig- tot zestigjarigen. Pyrosis blijkt niet gebonden aan sociale klasse, maar komt wel meer voor onder sigarettenrokers en stevige drinkers.

Zijn er risicofactoren bekend?

Risicofactoren voor refluxziekte blijken naast overgewicht (met verhoogde intra-abdominale druk) vooral factoren te zijn die de druk van de slokdarmsfincter verlagen, zoals roken en alcoholgebruik, en het gebruik van tonusverlagende medicijnen. Ook een HH, een anatomisch-functionele afwijking waarbij een deel van de maag intrathoracaal wordt opgedrukt, verhoogt de kans op refluxklachten.

Vervolg casus

Bij het uitdiepen van het probleem blijkt meneer Voskuilen vooral na de maaltijd en 's nachts last te hebben van een branderig gevoel tot achter in de keel. Hij boert wat vaker en heeft ook het gevoel dat het eten langzamer zakt. Hij heeft geen pijn in de bovenbuik en is niet misselijk. Zijn gewicht is het laatste halfjaar met 2 kilo toegenomen. Voor sport heeft hij geen tijd, in de zomer gaat hij op zondag wel eens met zijn gezin fietsen.

Bij onderzoek vindt u een bloeddruk van 140/90. Het gewicht is 92 kg bij een lengte van 182 cm. Aan thorax en bovenbuik vindt u geen afwijkingen, de lever is niet vergroot.

Is er nu sprake van refluxziekte?

In het verhaal van meneer Voskuilen zijn geen alarmsymptomen opgedoken. Zijn klachten lijken inderdaad het meest te passen bij refluxziekte.

De centrale klachten bij refluxziekte in de huisartspraktijk zijn pyrosis en regurgitatie. Deze klachten blijken ook vrij specifiek. Respectievelijk 70% en 60% van de patiënten presenteert zich met deze klachten. Minder typische, maar ook vaak gehoorde klachten zijn retrosternale pijn, misselijkheid, pijn in de maagstreek en opboeren.

Refluxziekte blijkt in de praktijk vaak moeilijk afgrensbaar van andere oorzaken van bovenbuikklachten, zoals peptisch ulcusziekte. In de huisartspraktijk heeft vooral nachtelijk zuurbranden en verergering van de klachten bij bukken (zeker als er geen hongerpijn is, dat meer op ulcuslijden wijst) een hoge voorspellende waarde voor refluxziekte.

Voor het vaststellen van refluxziekte blijkt vooral de anamnese van belang; het lichamelijk onderzoek voegt hier weinig aan toe.

Pluis en niet pluis – wat zijn alarmsignalen?

Een aantal klachten of bevindingen kan een aanwijzing vormen voor een ernstige achtergrond van de klachten, zoals een oesophaguscarcinoom of een 'benigne' obstructie door ernstige strictuurvorming bij een chronische oesophagitis. Braken, haematemesis en slikklachten (dysfagie) zijn klachten die op een dergelijke ernstige aandoening kunnen wijzen.

Slikklachten kan men onderverdelen in problemen met slikken en klachten na het slikken. De eerste groep (bijvoorbeeld het 'globusgevoel') is in het algemeen geen teken van een ernstig achterliggend lijden. Klachten na het slikken moeten wel als alarmsignaal worden opgevat; hierbij gaat het vaak om passagestoornissen voor vast en/of vloeibaar voedsel, een eerste teken van obstructie in de slokdarm.

Het 'niet-pluis-gevoel' kan nog versterkt worden door combinatie van een van de genoemde symptomen met langdurige algehele malaise of met een in korte tijd optredend gewichtsverlies. In het algemeen zullen deze klachten, zeker op hogere leeftijd, reden zijn om de patiënt in een vroeg stadium aan aanvullend onderzoek te onderwerpen.

Vervolg casus

U zet klachten en bevindingen op een rijtje en komt tot de conclusie dat er bij de heer Voskuilen sprake is van refluxziekte, mogelijk gepaard gaande met een lichte oesophagitis.

Nadat u hem uw bevindingen en vermoedens uiteen heeft gezet, bespreekt u allereerst de achtergrond van de klachten met hem. Op zijn vraag wat hij zelf kan ondernemen om de klachten te verminderen wijst u hem op het belang van regelmatig eten, en het vermijden van spijzen en dranken waarvan hij zelf het gevoel heeft dat ze de klachten verergeren. Hoewel dit gezien de drukte in zijn zaak allemaal op korte termijn niet te realiseren is, bespreekt u met hem toekomstplannen om het lichaamsgewicht wat te reduceren en wat meer lichaamsbeweging te nemen. Wel zal hij op korte termijn een nieuwe poging doen om het roken drastisch te verminderen. Ter ondersteuning schrijft u hem voor vier weken een

H2-blokker voor. Hij zal een vervolgafspraak maken om het verloop van zijn ziekte-episode te bespreken en het effect van de besproken maatregelen na te gaan.

Welke ondersteunende adviezen zijn van belang bij refluxziekte?

In het kader van het beleid bij refluxziekte dienen in eerste instantie enkele maatregelen besproken te worden die de patiënt zelf kan nemen om de klachten te doen verminderen.

Het hoofdeinde van het bed kan op klossen worden gezet, in een poging de nachtelijke reflux te doen verminderen. Voor de patiënt is het ook van belang om te weten dat eten vlak voor het slapen nachtelijke refluxklachten kan induceren. Om de intra-abdominale druk te verlagen is het verstandig als patiënten met overgewicht trachten af te vallen. Roken verlaagt de sfinctertonus in de LES en vermindert ook de effectiviteit van eventuele medicamenteuze therapie. Ook het belang van het reduceren van overmatig alcoholgebruik dient besproken te worden.

Daarnaast kan een aantal andere, op het oog simpele, maar in de praktijk soms lastig uitvoerbare maatregelen vaak wat verlichting brengen: het voorkomen van persen en bukken en het vermijden van strakke kleding. Een goede en regelmatige stoelgang speelt ook bij refluxklachten een belangrijke rol.

Van veel spijzen en voedingsmiddelen wordt gezegd dat ze een verergering van de refluxklachten kunnen geven. Bekend zijn koffie, chocolade, pepermunt, koolzuurhoudende dranken, maar ook excessief gebruik van kruiden en scherpe of vette spijzen schijnt de klachten te kunnen verergeren. In de praktijk is het verband tussen dieet en klachtenverergering sterk individueel bepaald en zijn weinig van de bovengenoemde associaties aangetoond.

De meeste van de niet-medicamenteuze behandeladviezen kunnen niet met gegevens uit goed uitgevoerd onderzoek worden onderbouwd. Het lijkt daarom verstandig om te kiezen voor een op maat gesneden advies, dat aansluit bij dieet- en leefstijlfactoren van de individuele patiënt.

Incidenteel treden refluxklachten op als bijwerking van medicijnen. In het bijzonder bètablokkers en anticholinergica, maar ook benzodiazepinen, calciumantagonisten, opiaten, theofylline en antidepressiva kunnen refluxklachten veroorzaken. Het belang van deze medicatie zal moeten worden afgewogen tegen de ernst van de refluxklachten. Soms kan de dosering van het betreffende middel worden verminderd. Vaak zal de bijwerking symptomatisch moeten worden behandeld.

**Welke
medicamenteuze
mogelijkheden zijn
er?**

Afhankelijk van de ernst van de klachten kan besloten worden tot
gerichte antirefluxfarmacotherapie.

Antacida kunnen een aanzienlijke reductie van de klachten geven,
vooral bij de kortdurende en lichte vormen van refluxziekte. Ze dienen
zeer frequent te worden gedoseerd en hebben nogal eens neveneffecten
op de stoelgang. De meeste patiënten hebben echter al antacida
gebruikt als zelfmedicatie en blijken daarmee onvoldoende verlichting
van hun klachten te bereiken.

De H2-*receptorantagonisten* hebben een remmend effect op de zuurvorming en zijn in het algemeen zeer effectief bij refluxziekte. (Ze geven
na zes weken bij ongeveer 80% van de patiënten een effectieve klachtenreductie.) Vaak is wel een hoge dosering vereist. Hierbij dient te worden benadrukt dat het effect afneemt als men doorgaat met roken. Alle
H2-receptorantagonisten (H2RA) kunnen interfereren met anti-epilep-
tica, coumarinepreparaten en nifedipine. Deze interacties blijken echter
zelden van groot klinisch belang. Met zowel cimetidine als ranitidine
bestaat jarenlange ervaring – beide zijn veilige, effectieve zuurremmende farmaca.

De nog sterkere zuurvormingremmende *protonpompremmers* (PPI) blijken een zeer gunstig effect op refluxklachten te hebben (effectieve
klachtenreductie bij 95% van de patiënten). Ze worden in toenemende
mate toegepast bij de ernstige vormen van reflux- en ulcusziekte. Voor
het genezen van refluxoesophagitis zijn PPI's superieur aan H2-recep-
torantagonisten en antacida. Dat verschil in effectiviteit is minder uitgesproken bij patiënten met refluxziekte zonder oesophagitis.

De aanvankelijk op theoretische gronden gevreesde bezwaren van
protonpompremmers (bacteriële overgroei en carcinoïdinductie) blijken
zich tot op heden bij klinische toepassing niet voor te doen, zodat het
waarschijnlijk ook bij langdurige toepassing veilige middelen zijn.

Prokinetica verhogen de tonus van de oesophagussfincter en versnellen de klaring van de slokdarm. In veel onderzoeken blijken deze middelen de symptomen van refluxziekte te verlichten, maar over het effect
van toepassing als monotherapie bestaat geen consensus. Ze worden
incidenteel toegepast in combinatietherapie bij therapieresistente
refluxklachten. Sinds bekend is dat cisapride ernstige cardiale bijwerkingen kan hebben, is de keuze beperkt. De minste bijwerkingen treden
op bij domperidon.

Mucosaprotectiva vormen ten slotte een beschermend colloïdaal
laagje over ontstoken slokdarmslijmvlies en beschermen zo tegen verdere aantasting door het zuur. Sucralfaat wordt vooral toegepast in
combinatietherapie met bijvoorbeeld H2-receptorantagonisten.

Tabel 1.1   Farmacotherapie bij refluxziekte naar werkingsmechanisme

1 Zuurneutralisatie	Antacida	Antagel
2 Zuurremming	H2-receptorantagonisten	cimetidine
		ranitidine
		famotidine
		nizatidine
		roxatidine
	Protonpompremmers	omeprazol
		lansoprazol
		pantoprazol
		rabeprazol
		esomeprazol
3 Verhoging sfinctertonus en versnellen ontlediging	Prokinetica	domperidon
		metoclopramide
4 Slijmvliesbescherming	Mucosaprotectiva	sucralfaat

De keuze voor een bepaald middel en de dosering ervan zijn afhankelijk van de ernst en duur van de klachten, de ernst van de eventuele oesophagitis en de individuele voorkeur. Ook economische overwegingen spelen vaak een rol, evenals lokale afspraken tussen huisarts en apotheek zoals die zijn gemaakt binnen het FTO. Uitgaande van de principes van rationele farmacotherapie (juiste indicatie, weinig bijwerkingen, bewezen superioriteit, keuze aangepast aan ernst van de klacht, kosteneffectiviteit) wordt in de NHG-standaard geadviseerd PPI's alleen primair te gebruiken bij ernstige refluxklachten of aangetoonde oesophagitis. Bij patiënten met niet-onderzochte of endoscopisch negatieve refluxklachten (dat wil zeggen, er is bij endoscopie geen oesophagitis aangetoond) wordt een *step-up-beleid* geadviseerd, waarbij gestart wordt met H2RA en pas bij falen PPI's worden voorgeschreven.

Schema uit de NHG-standaard Maagklachten

Behandeling van milde of endoscopisch negatieve refluxklachten:

1. bij milde klachten: Antagel of H2-receptorantagonist in standaarddosering voor twee tot vier weken
2. indien na twee tot vier weken onvoldoende effect: protonpompremmer in standaarddosering
3. na twee tot drie weken onvoldoende verbetering: protonpompremmer in dubbele dosering

Behandeling van ernstige refluxklachten (verstoring van nachtrust of dagelijks functioneren) of endoscopisch bevestigde, ernstige oesophagitis:

1. start met protonpompremmer in standaarddosering
2. indien na twee tot vier weken onvoldoende verbetering: protonpompremmer in dubbele dosering

In principe dienen de klachten na twee tot vier weken verminderd te zijn, de behandeling wordt dan tot zes à acht weken voortgezet.

Bij het chronisch gebruik van antirefluxmedicijnen spelen meer overwegingen een rol. Allereerst recidiveren ernstige refluxklachten zeer frequent. De helft van de patiënten blijkt in het jaar na een succesvolle behandeling weer medicijnen nodig te hebben in verband met refluxklachten. Het voorstel om met de medicijnen te stoppen zal vaak op tegenwerking van de patiënt stuiten. Van langdurig gebruik van H2-receptorantagonisten noch protonpompremmers zijn tot op heden (met beide meer dan twintig jaar follow-up) schadelijke effecten aangetoond.

Uit kosteneffectiviteitsoverwegingen wordt in de NHG-standaard geadviseerd te trachten het chronisch gebruik te beperken en te proberen de onderhoudsbehandeling in overleg met de patiënt te verminderen of te stoppen. Bij een aangetoonde oesophagitis is langdurige therapie (drie tot zes maanden) noodzakelijk. Meestal wordt de patiënt op geleide van de klachten behandeld, hoewel het verdwijnen van de refluxklachten niet altijd parallel loopt met genezing van de oesophagitis. Alleen bij een ernstige oesophagitis en bij metaplastische epitheelveranderingen (Barrett-oesophagus) is in overleg met de specialist continue behandeling en in het laatste geval endoscopische controle aangewezen.

Er is geen consensus over de noodzaak van een eenmalige endoscopische controle bij patiënten die in verband met refluxziekte een onderhoudsmedicatie hebben en daarmee klachtenvrij blijven. De achtergrond van die eenmalige controle is vooral het uitsluiten dan wel aantonen van een Barrett-oesophagus, een premaligne slijmvliesaandoening in de slokdarm. Helaas is de effectiviteit van regelmatige endoscopische controle van Barrett-oesophagus met het oog op het voorkomen van een maligniteit niet aangetoond. Vooralsnog kunnen regionale afspraken met de MDL-arts de leidraad in deze beslissing zijn.

Is er nog plaats voor chirurgische therapie bij refluxziekte?

Bij ernstige therapieresistente vormen van oesophagitis wordt soms chirurgische therapie toegepast. Een bekend voorbeeld is de Nissen-fundoplastiek, waarbij de zure reflux wordt gestopt door veranderingen in de anatomie (aanleggen van een anatomisch manchet rond de distale oesophagus en fixatie van de maag/oesophagusovergang). Bij een deel van de patiënten treden als gevolg van de operatieve correctie weer andere klachten op (dysfagie, diarree, niet meer kunnen opboeren en maagontledigingsstoornissen). In ervaren chirurgische handen zijn de resultaten van deze ingreep ten aanzien van de refluxklachten in het algemeen echter zeer goed en vergelijkbaar met die van onderhoudsbehandeling. De indicatiestelling dient daarom zeer weloverwogen plaats te vinden, liefst na uitgebreide diagnostiek door de MDL-arts (pH-metrie, maagontledigingonderzoek en manometrie om andere pathologie uit te sluiten). Operatief ingrijpen dient vooral overwogen te worden bij (jonge) patiënten met ernstige therapieresistente refluxklachten of bij patiënten die opzien tegen het levenslang medicijngebruik.

Vervolg casus

U ziet meneer Voskuilen eind januari terug op het spreekuur. Hij ziet er vermoeid uit. De klachten waren dankzij de medicijnen aanvankelijk wel wat verminderd, maar waren in de dagen voor kerst weer op volle sterkte teruggekomen. Daar kwam nog bij dat hij zich ook misselijk ging voelen. Omdat zijn vrouw de drukte in de zaak als belangrijkste oorzaak zag, had hij besloten om het toch maar eens even af te wachten en de kuur met H2RA af te maken.

Hij was er wel in geslaagd het roken aanzienlijk te beperken, had geen alcohol- of koolzuurhoudende drank meer gebruikt en was wat vaker op de fiets naar de bakkerij gegaan. Al met al heeft hij nog steeds bijna elke nacht last van het zuur en is hij overdag vaak misselijk. Hij dringt aan op een verwijzing naar de internist, vooral omdat zijn vader, die altijd buikpijn had, uiteindelijk een kwaadaardige ziekte bleek te hebben gehad.

Hoewel u het risico op een kwaadaardige achtergrond van zijn klachten laag inschat, begrijpt u de ongerustheid van meneer Voskuilen. Daarnaast realiseert u zich dat u met een negatieve evaluatie van uw H2RA -therapie wordt geconfronteerd, hetgeen consequenties heeft voor uw volgende stap in de beslisboom.

U besluit tot nader onderzoek en laat de assistente een afspraak maken voor een duodenoscopie bij de internist. U vertelt hem dat dit onderzoek weliswaar vervelend is, maar dragelijk, dat hij er niet voor verdoofd hoeft te worden en aansluitend gewoon naar zijn werk kan gaan. De assistente regelt ook de verdere voorbereiding voor dit onderzoek met meneer Voskuilen. Hij gaat door met de H2-receptorantagonist en zal twee dagen na het onderzoek telefonisch contact met u opnemen.

Een week later krijgt u het endoscopieverslag van de internist: hij vond in de distale oesophagus lichte ontstekingsverschijnselen, oesophagitis graad 2. Biopten werden genomen. Er bleek sprake van een flinke hiatushernia. Aan maag en duodenum werden verder geen afwijkingen gezien.

De PA-uitslag luidde als volgt: inflammatoire veranderingen, geen ulceratie, metaplasie of dysplasie.

U bespreekt de uitslag met meneer Voskuilen en stelt hem gerust met het oog op zijn angst voor een maligniteit. U schrijft hem een protonpompremmer voor en vraagt hem na zes weken ter controle op het spreekuur te komen.

Welke aanvullende diagnostiek dient verricht te worden bij therapie-resistente refluxziekte?

In de diagnostiek van slijmvliesaandoeningen in de oesophagus en maag is endoscopie superieur aan röntgendiagnostiek en biedt endoscopie bovendien de mogelijkheid tot biopsie en dilatatie. Duodenoscopie kan tegenwoordig op de meeste plaatsen direct door de huisarts worden aangevraagd. Bij een overwogen indicatiestelling en goede terugrapportage is duodenoscopie een bruikbare toevoeging aan het diagnostisch arsenaal van de huisarts.

Hoewel het geen prettig onderzoek is, blijken de meeste patiënten het, zeker als ze goed voorgelicht zijn over de ingreep, goed te verdragen. Op de ochtend van het onderzoek meldt de patiënt zich nuchter bij de endoscopieafdeling. Meestal kan de patiënt zijn werkzaamheden na het onderzoek direct hervatten. Slechts bij grote onrust is sedatie noodzakelijk. Complicaties doen zich nauwelijks voor. Door middel van endoscopie kan vastgesteld worden of er sprake is van oesophagitis, die in vier graden kan worden ingedeeld (volgens Savary):
- graad 1: beperkte, geïsoleerde oppervlakkige oesophagitis;
- graad 2: idem, hier en daar confluerende ontsteking;
- graad 3: erosieve ontsteking over de hele omtrek van de slokdarm;
- graad 4: diepe circumferentiële ulceratie met schrompeling of stenose.

Daarnaast wordt tegenwoordig de Los-Angelos-classificatie frequent gebruikt, die beter is gestandaardiseerd:
- graad A: 1-2 erosies van <5 mm;
- graad B: ten minste 1 erosie van >5 mm, maar niet confluerend;
- graad C: ten minste 1 erosie van meer dan 5 mm, confluerend maar niet-circumferentieel;
- graad D: circumferentiële erosies.

Röntgenonderzoek geeft informatie over anatomische afwijkingen in het slokdarm-maaggebied, maar is onvoldoende sensitief voor slijmvliesafwijkingen. De indicaties zijn daarom beperkt. Zelfs bij een Zenkers divertikel of verdenking op een ernstige obstructie is tegenwoordig endoscopie de eerste keus. Omdat bij endoscopie ook een eventuele obstructie à vue komt, zijn complicaties zeldzaam. Bovendien biedt endoscopische benadering mogelijkheden voor biopsie, dilatatie of het plaatsen van een tube. Het aantonen van een hiatushernia heeft, zoals eerder werd vastgesteld, geen consequenties voor het verdere beleid.

Of klachten werkelijk berusten op een te lage zuurgraad in de onderste slokdarm, kan, als endoscopisch onderzoek geen afwijkingen laat zien, worden vastgesteld door zuurmeting. Bij falen van de medicamenteuze behandeling en ter differentiatie van andere oorzaken wordt daarom door de MDL-arts (ambulante) pH-meting (zie het kader op pagina 94) uitgevoerd.

Bij ambulante pH-meting wordt via de neus een canule in de onderste oesophagus gebracht (de tip op 5 cm boven de plaats van de LES, die tevoren met manometrie is vastgesteld) en wordt gedurende 24 uur continu de pH waarde geregistreerd. De gegevens worden opgeslagen in een klein computertje dat de patiënt bij zich draagt. De patiënt geeft tijdens de registratie het tijdstip van maaltijden, inspanning, klachten en slapen aan. Na afkoppeling analyseert een computerprogramma de gegevens. Vooral langdurig lage pH-waarden (onder de 4,0) wijzen op het bestaan van een pathologische reflux.

Een meer pragmatisch diagnosticum, dat veelvuldig in de huisartspraktijk wordt toegepast is de zogenaamde diagnostische PPI-test, waarbij met een korte, hoog gedoseerde kuur van protonpompremmers de (subjectieve) zuurgebondenheid van de klachten kan worden vastgesteld. De diagnostische waarde, de duur en sterkte van deze behandeling moeten echter nog worden vastgesteld, alvorens een exacte plaatsbepaling kan worden gegeven.

Vervolg casus

Bij de volgende controle blijkt het prima te gaan met meneer Voskuilen. Hij is al drie weken geheel klachtenvrij en voelt zich een stuk opgeknapt. Bovendien is hij verlost van het angstbeeld van het overlijden van zijn vader. In de familie was het nog eens uitgebreid besproken en zijn vader bleek uiteindelijk toch kanker van de slokdarm gehad te hebben, en zat op het laatst 'helemaal dicht' – hij kon alleen nog water drinken. Zijn vader was een forse drinker geweest en had altijd veel gerookt.

De familie blijkt het overlijden van zijn vader nooit helemaal verwerkt te hebben en nog met veel vragen te zitten. Vooral de rol van het drankgebruik in het ontstaan van de ziekte roept vragen op. Meneer Voskuilen wil weten of er tegenwoordig meer aan slokdarmkanker te doen is.

Omdat u vermoedt dat duidelijkheid omtrent deze vragen de verwerking van ten goede zal komen, spreekt u met hem af dat u het een en ander zult uitpluizen en dat u uw bevindingen in de naaste toekomst met hem zult bespreken.

Hoe vaak komt het oesophaguscarcinoom voor?

In het rijtje van de tractus-digestivusmaligniteiten neemt het oesophaguscarcinoom in de westerse wereld de derde plaats in. De laatste jaren neemt de incidentie toe en is er vooral sprake van een toename bij vrouwen. Deze laatste ontwikkeling hangt mogelijk samen met de veranderde levenswijze bij de vrouw (toegenomen alcoholgebruik en rookgewoonten). Momenteel komt het slokdarmcarcinoom twee keer zoveel bij mannen als bij vrouwen voor.

In een standaard huisartspraktijk wordt gemiddeld eens per jaar bij een patiënt een maligniteit van de tractus digestivus ontdekt. Rond de 5% van deze tumoren bevindt zich in de oesophagus. De huisarts wordt dus maar twee of drie keer in zijn loopbaan met een patiënt met een maligniteit in de slokdarm geconfronteerd.

Er is een duidelijke relatie aangetoond tussen het optreden van het oesophaguscarcinoom en alcoholgebruik (meer dan 80 gram per dag) alsmede roken. In de westerse wereld wordt de combinatie van deze twee risicofactoren bij 90% van de patiënten met slokdarmcarcinomen gezien. Hiernaast zijn er aanwijzingen voor een relatie met aflatoxinen en vitamine-A- en c-tekort. Bij achalasie, het Plummer-Vinsonsyndroom, caustische beschadiging in het verleden en omgang met asbest ziet men frequenter een oesophaguscarcinoom. Wereldwijd zijn er grote verschillen in geografische incidentie, die niet kunnen worden verklaard met de eerdergenoemde predisponerende factoren.

Lokalisatie en typering

Ongeveer de helft van de oesophaguscarcinomen is gelokaliseerd in het middelste deel en 35% bevindt zich in het onderste deel van de oesophagus. In 90% van de gevallen is sprake van een plaveiselcelcarcinoom. De resterende 10% is een adenocarcinoom (meestal bij Barrett-slijmvlies). Zelden wordt een metastase of een sarcoom (bijvoorbeeld Kaposi-sarcoom in het kader van aids) in de oesophagus gevonden.

Om in een vroeg stadium ernstige dysplasie of maligne ontaarding op te sporen worden patiënten met Barrett-slijmvlies regelmatig endoscopisch gecontroleerd. Hierbij worden uiteraard altijd biopten genomen en kan bij progressieve dysplasie preventieve resectie van de slokdarm, of laserbehandeling of mucosale resectie van het dysplastische gebied plaatsvinden. Het is echter niet aangetoond dat deze surveillance bij Barrett-afwijkingen effectief is en over de frequentie van de controles bestaat geen consensus. In het algemeen vindt endoscopische controle om de twee jaar plaats. Bij het ontstaan van dysplasie wordt deze frequentie natuurlijk evenredig opgevoerd. Uiteraard (helaas) geeft Barrett-slijmvlies op zich geen klachten.

Wat zijn typische klachten bij het slokdarm-carcinoom?

Dysfagie, in het bijzonder passagestoornissen na het slikken, is veelal de eerste klacht. Helaas is op het moment dat iemand met deze klacht naar de huisarts gaat, vaak een inoperabel carcinoom aanwezig. Slechts zelden worden patiënten door de eerste verschijnselen zo verontrust dat zij een arts consulteren, de 'verloren tijd' (door *patient's delay*) zou gemiddeld een half jaar zijn. Bij dysfagie als symptoom staat, zeker bij mensen ouder dan vijftig jaar, een maligniteit op de eerste plaats in de differentiële diagnose. Ook andere ziektebeelden moeten overwogen worden (achalasie, peptische stricturen en motorische stoornissen van de oesophagus).

Naast dysfagie komen als verschijnselen voor: pijn, anorexie en mogelijk secundair hieraan gewichtsverlies. Anemie wordt wel gezien, maar is zelden het initiële probleem.

Zelf diagnostiek doen of bij verdenking meteen verwijzen?

Duodenoscopie is het onderzoek van eerste keuze, ook bij dysfagie of obstructieverschijnselen. Complicaties zijn uiterst zeldzaam en voor het verkrijgen van een pathologisch anatomisch diagnose is biopsie nood-zakelijk. Daarna zal, afhankelijk van endoscopische bevindingen, de algehele toestand van de patiënt en aanvullende onderzoeken, een behandelingsvoorstel volgen. Ter ondersteuning van deze beslissing vindt vaak computertomografie plaats, vooral gericht op het vaststellen van de omvang en de uitbreiding van de tumor, van mediastinale klieren en metastasen. In gevallen waarbij operatie wordt overwogen, vindt soms ook echo-endoscopie plaats.

Bij sterke verdenking lijkt het met het oog op een efficiënt onder-zoeksprotocol verstandiger de patiënt direct te verwijzen. Er kunnen echter andere belangrijke huisartsgeneeskundige overwegingen zijn om diagnostiek en/of behandeling te beperken. In die gevallen kan overleg of een korte consultatieve verwijzing voor diagnostiek (bijvoorbeeld poliklinische duodenoscopie) de aangewezen weg zijn.

Wat zijn de behandelings-mogelijkheden?

Indien aanvullend onderzoek lokale doorgroei en metastasering op afstand onwaarschijnlijk hebben gemaakt, zal, mits de patiënt in een rede-lijke conditie verkeert, een in opzet curatieve operatie worden overwogen.

Ook bij deze curatieve ingreep is tot op heden de overall vijfjaarsover-leving niet erg gunstig (bij positieve klieren 10 tot 15%, bij negatieve klieren 30 tot 40%). Indien de algemene toestand van de patiënt een operatie niet mogelijk maakt, zal bij een plaveiselcelcarcinoom worden gekozen voor een in opzet curatieve radiotherapie.

Wat zijn de palliatieve mogelijkheden?

Bij een carcinoom dat niet curatief kan worden behandeld, zal afhankelijk van de situatie worden gekozen voor een palliatieve operatie, radiotherapie, laserbehandeling, de aanleg van een voedingssonde via een gastrostomie of het plaatsen van een endoprothese.

Steeds meer krijgt de huisarts te maken met de zorg voor de kankerpatiënt in het terminale stadium. Hierbij zijn vooral een adequate begeleiding en verzorging, pijnstilling en eventuele andere medicamenteuze ondersteuning van belang.

Bij de patiënt met een inoperabel oesophaguscarcinoom krijgt de huisarts vaak te maken met de ter palliatie geplaatste endoprothese of de gastrostomie-voedingscanule (PEG-sonde).

Het plaatsen van een endoprothese is geïndiceerd indien palliatie op geen andere wijze kan plaatsvinden, en zeker wanneer een broncho-oesophageale fistel bestaat. Uiteraard moet de levensverwachting wel langer dan een maand zijn. De plaatsing zelf heeft een geringe mortaliteit (1 tot 2%), meestal door bloeding of perforatie. In een later stadium kan de tube van plaats veranderen of verstopt raken door druknecrose of tumoringroei. Een goede voorlichting aan de patiënten is nodig, en goed overleg tussen huisarts en endoscopist is noodzakelijk.

Via een kleine opening in de buikwand kan een voedingssonde worden ingebracht, een zogenaamde PEG-sonde (Percutane Endoscopische Gastrostomie), via welke de patiënt bij een progressieve slokdarmobstructie kan worden gevoed. Voeding via een gastrostomie is zeker niet onder alle omstandigheden een goede palliatie. Vaak zal dit leiden tot verlenging van leven, waarbij de patiënt continu hinder heeft van dysfagie door speekselvloed. Om deze reden wordt de gastrostomie soms gecombineerd met een endoprothese in de slokdarm, palliatieve bestraling van de slokdarm of bestraling van de speekselklieren om de speekselvloed tegen te gaan. Juist daarom dient de beslissing tot plaatsing pas na uitvoerig overleg tussen patiënt, specialist en huisarts genomen te worden.

Epiloog

Meneer Voskuilen komt een paar maanden na het laatste consult nog een keertje terug om te melden dat zijn klachten nog steeds niet teruggekeerd zijn, ondanks het feit dat hij inmiddels gestopt is met zijn medicijnen. Hij wil graag weten wat uw speurtocht in de literatuur heeft opgeleverd. U vertelt hem dat slokdarmkanker een zeldzame ziekte is en dat zijn kans daarop als hij niet rookt en matig drinkt niet groter is dan de kans van een willekeurige Nederlander. Ook vertelt u hem dat de therapeutische mogelijkheden bij slokdarmkanker nog steeds erg beperkt zijn en dat het waarschijnlijk niets had uitgemaakt voor zijn vader. Hij verlaat tevreden uw spreekkamer.

Literatuur

Berg WN van de, Elial ER, Batterman JJ. Oncologieboek. Integraal Kanker Centrum Midden Nederland, 2002. Deel 1; tumorspecifieke richtlijnen.

Boermeester MA et al. Gastro-oesophageale refluxziekte: pathofysiologie, diagnostiek en medicamenteuze therapie. Ned Tijdschr Geneesk 1998;23:1306-11.

Brown SG. Palliation of malignant dysphagia. Gut 1991;32:841-4.

Caestecker J de. Oesophagus: heartburn. In: ABC of the upper gastro-intestinal tract. BMJ 2001;323:736-9.

Dent J, Jones R, Kahrilas P, Talley N. Management of gastro-esophageal reflux disease in general practice. BMJ 2001;322:344-7.

Gooszens HG. De operatieve behandeling van de gastro-oesophageale refluxziekte. Ned Tijdschr Geneesk 1998;23:1311-6.

Graeff A de, Verhagen S et al. Oncologieboek. Integraal Kanker Centrum Midden Nederland, 2002. Deel 2: palliatieve behandeling.

Kitchin LI, Castell DO. Rationale and efficacy of conservative therapy for gastro esophageal reflux disease. Arch Int Med 1991;151:448-54.

Kroes R, Numans M, Jones R, Wit N de, Verheij T. Gastro-esophageal reflux disease in primary care. Eur J of Gen Pract 1999;5:88-97.

Numans ME, De Wit NJ, Geerdes RHM et al. NHG-standaard Maagklachten, eerste herziening. Huisarts Wet 1996;39(12):565-77.

Pinxteren B van, Numans ME, Bonis PA, Lau J. Short-term treatment with proton pump inhibitors, H2-receptor antagonists and prokinetics for gastro-oesophageal reflux disease-like symptoms and endoscopy negative reflux disease (Cochrane Review). In: The Cochrane Library, Issue 4, 2001. Oxford: Update Software.

2

Die knagende maag; ulcuslijden

Casus

De heer Van Daalen meldt zich op maandagochtend vroeg op het spreekuur. Hij heeft sinds vier weken 'maagpijn'. Hij heeft al Rennies genomen, maar dat hielp niet. Nu wil hij graag wat sterkers, want de maag knaagt zo. Bij navraag zit de pijn onder het borstbeen, in het maagkuiltje. Soms trekt ze naar boven en straalt uit naar de keel. Hij heeft geen last van zuurbranden, maar wel een opgeblazen gevoel en is soms misselijk. Vooral rond de maaltijd is de pijn heftig, de eetlust is daarbij niet meer wat ze is geweest.

Meneer Van Daalen is 35 jaar. U ziet hem maar weinig. Hij ziet er gejaagd uit, bij navraag blijkt hij het erg druk te hebben op de zaak. Hij is accountmanager bij een grote bank en maakt lange dagen. Hij rookt een pakje sigaretten per dag. In het verleden heeft hij wel eens vaker een periode pijn in de bovenbuik gehad.

Nader lichamelijk onderzoek levert weinig op; er is drukpijn in epigastrio. Lever en milt zijn niet vergroot, en u vindt geen weerstanden in de buik.

Gezien de pijn is uw werkhypothese 'ulcusklachten' en u besluit hem een kuur van twee weken met een H2-receptorantagonist te geven. U vertelt hem het rustig aan te doen en het roken te minderen. U vraagt hem na de kuur even contact op te nemen om te vertellen of de klachten zijn verminderd.

Is 'ulcusklachten' in dit geval de goede benaming?

De verzamelterm 'maagklachten' kunt u voor diverse klachten gebruiken die vaak moeilijk nader te preciseren zijn. Bij maagklachten is er sprake van klachten die afkomstig zijn van het bovenste deel van de tractus digestivus. Vooral pyrosis (zuurbranden) en maagpijn komen veel voor, maar ook misselijkheid, retrosternale pijn, een opgeblazen gevoel en boeren.

Er is een soms bijna Babylonische spraakverwarring rond de terminologie bij maagklachten. Internationaal, in Angelsaksische literatuur en in gastro-enterologenkringen wordt voor maagklachten vaak de term 'dyspepsie' gebruikt. In Nederland verwijst deze term traditioneel vooral naar voedingsstoornissen bij kinderen en wordt het begrip niet gebruikt om maagklachten bij volwassenen te omschrijven. Ook het begrip 'gastritis' leidt nogal eens tot verwarring. Deze diagnose gebruiken veel huisartsen als synoniem voor aspecifieke maagklachten. Voor endoscopisten is gastritis echter een endoscopische en voor pathologen een histologische diagnose.

Met functionele maagklachten (Engels: *functional* of *non-ulcer dyspepsia*) bedoelen specialisten klachten waarvoor bij onderzoek (duodenoscopie, echografie, biochemisch) geen organische verklaring kan worden gevonden. Veel huisartsen gebruiken het begrip 'functioneel' ook zonder verder diagnostisch onderzoek om aan te geven dat de klachten een sterk psychogene of psychosociale achtergrond hebben. Het merendeel van de patiënten met maagklachten wordt door de huisartsen empirisch behandeld (Engels: *uninvestigated dyspepsia*), slechts 10 tot 20% wordt voor nader onderzoek doorverwezen.

In de NHG-standaard Maagklachten is getracht enige uniformiteit in de terminologie te brengen. Er wordt daarin een onderscheid in drie niveaus gehanteerd: de klachten van de patiënt, de werkhypothese van de huisarts en de eventuele diagnose bij duodenoscopie (zie tabel 2.1).

Tabel 2.1   Van symptoom naar diagnose

Klacht	Werkhypothese	Diagnose
Pijn in epigastrio Hongerpijn Pijn gerelateerd aan de maaltijd	Ulcusklachten	Ulcus duodeni Ulcus ventriculi
Zuurbranden Nachtelijke pijn Toename klachten bij bukken	Refluxklachten	Refluxziekte/oesophagitis
Misselijk Boeren Opgeblazen gevoel	Aspecifieke klachten	Functionele klachten

Bij maagklachten kunnen verschillende klachtenclusters worden onderscheiden (zie tabel 2.1). Bij een vermoeden op ulcus of refluxziekte is een specifieke behandeling noodzakelijk. Is dat niet het geval, dan is er sprake van aspecifieke klachten en kan gezien de gunstige prognose van dit soort klachten in de regel vaak worden afgewacht. Het gebruik van het begrip 'dyspepsie' wordt vermeden. De diagnose 'gastritis' wordt gereserveerd voor het endoscopische en histologische ziektebeeld. Het onderscheid tussen organische en functionele maagklachten kan uiteindelijk pas worden gemaakt na endoscopisch onderzoek.

Het topje van de ijsberg?   Maagklachten komen veel voor. Bij navraag onder de bevolking bleek in Engeland 40% in periodes wel eens last van maagpijn of refluxklachten te hebben. Het merendeel van die klachten is van voorbijgaande aard en zijn geen aanleiding om de huisarts te raadplegen. Slechts eenderde van al die mensen met maagklachten komt op het spreekuur – het gaat vooral om de groep met chronisch recidiverende klachten.

De incidentie van maagpijn op het spreekuur van de huisarts bedraagt naar schatting 25 per duizend patiënten per jaar, de incidentie van nausea is veertien en die van zuurbranden zeven. De totale incidentie van maagklachten op het spreekuur van de huisarts, een cijfer dat is samengesteld op basis van de verschillende morbiditeitsregistraties in de huisartspraktijk, bedraagt zeventig per duizend patiënten per jaar. Dat betekent dat de huisarts gemiddeld wekelijks twee tot drie nieuwe patiënten met maagklachten ziet. Maagklachten (oud en nieuw) vormen de achtergrond van 2 tot 3% van alle arts-patiëntcontacten in de eerste lijn.

Uiteraard wordt slechts een minderheid van deze patiënten verwezen naar de tweede lijn, naar schatting 10 tot 15%. Maagklachten zijn verantwoordelijk voor 30% van de spreekuurcontacten van de maag-darm-leverarts.

Wat is de anamnese waard bij maagklachten?

De waarde van het verder onderverdelen van maagklachten aan de hand van de anamnese staat voor velen ter discussie. Dit wordt vooral ingegeven door het feit dat het moeilijk blijkt om aan de hand van klachten ulcera en oesophagitis accuraat te voorspellen. De symptomatologie van de verschillende ziektebeelden blijkt in sterke mate te overlappen en alleen de klachten van refluxziekte zijn redelijk sensitief.

Voor veel specialisten is dit aanleiding om bij nieuwe patiënten met maagklachten altijd duodenoscopie te doen. Hoewel men zich bewust is van de beperkte voorspellende waarde, gebruiken de meeste huisartsen de anamnese toch om het beleid bij maagklachten richting te geven en patiënten te selecteren voor aanvullende onderzoek. Immers, de meeste patiënten met maagklachten in de eerste lijn zijn niet gebaat bij duodenoscopie en de anamnese is een van de weinige diagnostische instrumenten die de huisarts ter beschikking staan.

Uit onderzoek in de huisartspraktijk blijkt dat bij een ulcuslijden vooral pijn in epigastrio, gerelateerd aan de maaltijd (hongerpijn) op de voorgrond staat (de werkhypothese 'ulcusachtige klachten'). De voorspellende waarde is echter beperkt: slechts bij 20 tot 30% van de patiënten bij wie de huisarts op grond van deze 'ulcusachtige' klachten de afwijking vermoedt, blijkt er bij duodenoscopie ook sprake van een ulcus ventriculi of duodeni. Als men zich dan ook nog realiseert dat 20% van de ulcera asymptomatisch is, wordt duidelijk hoe moeilijk de detectie van het ulcuslijden aan de hand van de anamnese is.

Is lichamelijk onderzoek nodig?

In het algemeen dragen de resultaten van het lichamelijk onderzoek bij maagklachten weinig bij aan de diagnose. Drukpijn in epigastrio is weinig specifiek. Toch dient men wel een beperkt lichamelijk onderzoek uit te voeren (palpatie van de buik, inspectie van de conjunctivae) om ernstige afwijkingen, zoals een intra-abdominale tumor, lever- of miltvergroting uit te sluiten. Soms is het zinvol om bij langdurige maagklachten ook een klinisch relevant gewichtsverlies (meer dan 5% van het lichaamsgewicht in korte tijd) over een aantal spreekuurbezoeken te objectiveren.

Diagnostiek of proefbehandeling?

Juist omdat het zo moeilijk is om aan de hand van de anamnese een onderscheid te maken tussen de verschillende achtergronden van maagklachten, adviseren veel specialisten direct duodenoscopie. Uit een aantal onderzoeken op dit gebied blijkt dat, afhankelijk van de ernst en duur van de klachten, uiteindelijk een belangrijk deel van de patiënten binnen een jaar tijd toch een endoscopisch onderzoek krijgt. Een proefbehandeling met een H2-receptorantagonist zou dan de endoscopie alleen maar uitstellen.

Bij maagklachten in de huisartspraktijk gelden echter andere uitgangspunten. Allereerst is de patiëntenpopulatie in de eerste lijn anders – het betreft vooral patiënten met minder ernstige klachten, vaak in een vroeger ziektestadium. Prognostisch is het beloop in het algemeen gunstig – bij driekwart van de maagpatiënten op het spreekuur van de huisarts is er geen sprake van een ulcus of refluxoesophagitis. Daarnaast zijn zeker de patiënten met milde 'maagklachten' niet gebaat bij overmatig gebruik van diagnostiek, omdat dat somatisatie in de hand kan werken. Zoals altijd is gewogen risico-inschatting, bij beperkt gebruik van ingrijpende diagnostiek, de kern van het beleid van de huisarts. Daarbij is in het algemeen niet diagnostiek, maar selectie naar prognostiek het belangrijkste instrument. Uiteindelijk hoeven immers alleen de patiënten met een ernstig of gecompliceerd onderliggend lijden aan de zorg van de specialist te worden overgedragen. In het geval van maagklachten betreft dat slechts een fractie van de patiënten. De meeste patiënten kunnen op een verantwoorde manier in de eerste lijn van hun klachten worden afgeholpen.

Hoe zit het met alarmsignalen?

In de huisartspraktijk bestaat er daarom meestal geen reden om direct tot diagnostiek over te gaan. Een uitzondering vormen de patiënten die zich presenteren met alarmsignalen, omdat die mogelijk een eerste presentatie zijn van een onderliggende maligniteit. Onder de 45 jaar is er weinig reden om daaraan te denken: slechts 3% van alle patiënten met een carcinoom van maag of slokdarm is jonger dan 45. Daarboven neemt de kans op een gecompliceerd lijden of carcinoom naar verhouding toe, maar de absolute kans blijft erg klein (de incidentie van maag- en slokdarmcarcinoom in Nederland ligt rond de twintig per honderdduizend patiënten per jaar). Wanneer eventueel optredende alarmsignalen goed worden geïnventariseerd, blijkt er nauwelijks reden voor primaire endoscopie bij voor het eerst optredende maagklachten. In de NHG-standaard wordt daarom ook aangeraden om duodenoscopie alleen te overwegen bij alarmsignalen, of bij recidiverende of persisterende maagklachten, in het bijzonder bij oudere patiënten.

Welk beleid heeft de voorkeur?

In het beleid van de huisarts bij maagklachten is kortdurende, gefaseerde medicamenteuze (proef)behandeling met evaluatie van het effect een belangrijke steunpilaar. De 'sterkte' van de therapie wordt daarbij bepaald aan de hand van de ernst van de klachten. Meestal hoeft niet meteen de maximale medicamenteuze slagkracht te worden ingezet en is het aan te bevelen deze stapsgewijze op te bouwen (het zogenaamde *step-up*-beleid). De meeste klachten zijn immers van voorbijgaande aard, en medicamenteuze therapie heeft vooral een ondersteunende functie.

Bij kortdurende, milde klachten is geruststelling en advisering ten aanzien van het leefpatroon en de voeding vaak voldoende. De prognose van de meeste maagklachten op het spreekuur van de huisarts is gunstig, medicatie voegt daar weinig aan toe. Aan de individuele patiënt aangepaste dieet- en leefstijladviezen, zoals afvallen, stoppen met roken, aanpassen van eetgewoonten kunnen het beleid ondersteunen.

Indien er sprake is van ernstige of persisterende klachten, zal de huisarts meestal een medicamenteuze proefbehandeling geven. Veel patiënten hebben zelf al medicatie gebruikt, in de vorm van Rennies of een laag gedoseerde H2-receptorantagonist (H2RA). Bij ulcusklachten wordt in eerste instantie zuurremming voorgeschreven. Op geleide van het klachtenpatroon bestaat de keuze uit een H2RA of een protonpompremmer. Een duidelijke superioriteit van een van beide behandelingen bij patiënten met maagklachten in de huisartspraktijk is nooit overtuigend aangetoond, reden waarom geadviseerd wordt om in eerste instantie H2RA voor te schrijven.

In het geval van de heer Van Daalen wordt gestart met een tweeweekse behandeling met een H2-receptorantagonist, conform het advies uit de NHG-standaard. Na twee tot vier weken volgt een controle (consult of telefonisch). Indien de klachten zijn verdwenen, kan daarmee worden volstaan. Bij matig resultaat wordt de kuur tot zes of acht weken verlengd. Indien er na vier tot zes weken of bij een eerste recidief van de klachten geen respons is, wordt nader onderzoek geadviseerd.

Vervolg casus

Na zes weken ziet u de heer Van Daalen terug. *De klachten waren na de twee-weekse kuur wel wat minder, maar zijn na het staken weer in alle hevigheid teruggekomen. Moet er niet eens verder worden gekeken? In het verleden heeft hij vaker dit soort periodes van maagpijn gehad: tijdens zijn stage voor de bank in Londen vorig jaar heeft hij daar ook al eens een kuur met maagtabletten gehad. Zijn vrouw maakt zich ernstig zorgen (het zal toch geen kanker zijn?) en ook de bedrijfsarts bij de bank had aangedrongen op nader onderzoek.*

Hij heeft verder geen alarmerende klachten, maar – indachtig een mogelijk ulcus en de grote recidiefkans daarvan – besluit u hem nader te laten onderzoeken. U vraagt een duodenoscopie voor hem aan bij de endoscopieafdeling van het plaatselijke ziekenhuis. U vertelt hem over de gang van zaken bij het onderzoek en wat hij ter voorbereiding moet doen. U vraagt hem een week na het onderzoek op het spreekuur te komen om de uitslag te bespreken.

Ulcusklachten, het ulcus duodeni; over zuur en Helicobacter pylori

De inzichten in de pathofysiologie en behandeling van het ulcuslijden zijn de laatste decennia ingrijpend veranderd. Was het eerst 'no acid no ulcer' en vormden 'sippy diets' en Billroth-maagoperaties de kern van het beleid, tegenwoordig is het 'no Helicobacter, no ulcer'. Het ulcus blijkt meestal een infectieziekte. In de genese van het ulcus spelen agressie en verdediging in het maagslijmvlies een grote rol, zoals in hoofdstuk 1 is besproken.

Helicobacter pylori (H. pylori) werd in het begin van de jaren tachtig bij toeval herontdekt, maar is al veel eerder beschreven. De klinische relevantie is pas de laatste jaren duidelijk geworden. Bij vrijwel elk ulcus duodeni en bij vrijwel elk niet-NSAID-gerelateerd ulcus ventriculi speelt H. pylori een vitale rol. Succesvolle eradicatie van de bacterie brengt het recidiefpercentage van ulcus duodeni, dat normaal rond de 60% per jaar ligt, terug naar minder dan 1% bij succesvolle eradicatie. Aangezien de bacterie bij alle andere oorzaken geen rol speelt, heeft H. pylori-diagnostiek geen zin bij verdenking op reflux of aspecifieke maagklachten.

Welke aanvullende diagnostiek bij maagklachten?

Lange tijd is het röntgenonderzoek onder huisartsen bij maagklachten de onderzoeksmethode van eerste keuze geweest. De laatste jaren is de röntgenfoto volledig verdrongen door endoscopische diagnostiek. Een röntgenonderzoek was goedkoop, eenvoudig, en – zo veronderstelde men – minder belastend voor de patiënt. Door de zogenaamde dubbel-contrastmethode zouden ulcera ook met een maagfoto goed kunnen worden opgespoord. Kleinere ulcera blijken echter veelvoudig te worden gemist en de slijmvliesontstekingen in slokdarm en duodenum zijn röntgenologisch moeilijk te beoordelen. Het röntgenonderzoek heeft nauwelijks contra-indicaties; niet in de zwangerschap en bij geïmmo-biliseerde patiënten.

De endoscopische technieken hebben zich in vogelvlucht ontwikkeld. Duodenoscopie (oesofago-gastro-duodenoscopie) is veilig, kent geen echte contra-indicaties en door het toepassen van de videotechniek is ook een second opinion mogelijk. Het is wel duurder dan röntgenonderzoek. Door de vele extra therapeutische mogelijkheden (coagulatie, biopsie, *Helicobacter*-diagnostiek) en de grotere diagnostische accuratesse (vooral bij oppervlakkig slijmvliesletsel) is duodenoscopie het onderzoek van eerste keuze geworden, ook voor de huisarts. Over de belasting voor de patiënt wordt meer beweerd dan dat er onderzocht is. In een van de weinige goede vergelijkende onderzoeken naar patiëntenvoorkeur waarin beide methoden objectief werden vergeleken, bleek dat patiënten zelfs een lichte voorkeur voor endoscopie hadden.

Hoe kan *Helicobacter pylori* worden aangetoond?

H. pylori kan op verschillende manieren worden aangetoond; invasief (endoscopisch) of niet invasief. De betrouwbaarheid, de beschikbaarheid en de kosten van de verschillende methoden verschillen sterk.

Duodenoscopie

De patiënt wordt verzocht nuchter te blijven vanaf middernacht de dag voor het onderzoek, niet te roken en te drinken. De patiënt wordt gevraagd plaats te nemen op een onderzoektafel. Vervolgens wordt de endoscoop geïntroduceerd, waarbij de patiënt verzocht wordt te slikken. De endoscoop wordt tot in het duodenum gebracht, vervolgens wordt het instrument al inspecterend teruggetrokken. Door middel van een speciaal instrumentarium kunnen via de endoscoop biopten worden genomen, gecoaguleerd of stenoses worden opgerekt. Een duodenoscopie duurt minder dan 5 minuten. Na afloop kan de patiënt zijn dagelijkse bezigheden onmiddellijk hervatten. Angstige patiënten kunnen op verzoek sedatie krijgen. In dat geval werkt deze nog een aantal uren na en is het verstandig een vrije dag te nemen. Men dient tevens een begeleider naar het onderzoek mee te nemen, omdat gedurende twaalf uur niet aan het verkeer mag worden deelgenomen.

Voor duodenoscopie hoeft de patiënt in de meeste ziekenhuizen tegenwoordig niet meer verwezen te worden: het onderzoek wordt via een diagnostisch centrum of een zogenoemde *open access*-voorziening op verzoek van de huisarts uitgevoerd, waarbij indicatiestelling en behandeling in de eerste lijn blijven.

Tijdens de duodenoscopie zijn er drie mogelijkheden om H. pylori op te sporen, die soms naast elkaar worden uitgevoerd. Zo kan een bepaalde kleuringstest worden uitgevoerd, de zogenoemde CLO-test. Deze methode is accuraat en geeft direct resultaat. Daarnaast kan een kweek op H. pylori worden afgenomen. Alleen daarmee kan ook een resistentiebepaling worden uitgevoerd. Als laatste kan de bacterie door de patholoog-anatoom in het biopt worden aangetoond. Overigens is bij een endoscopisch zichtbaar ulcus duodeni H. pylori-diagnostiek op zich overbodig; alle ulcera zijn immers geïnfecteerd (als er geen NSAID's of ischemie in het spel is).

Van de niet-invasieve methoden wordt de serologische bepaling van IgG-antilichamen tegen H. pylori het meest gebruikt. Dit kan kwantitatief in het laboratorium (via de ELISA-methode) of kwalitatief via de ook in de huisartspraktijk uitvoerbare 'vingerprik'-tests. De accuratesse van de ELISA-test is goed, met een sensitiviteit en specificiteit van rond de 90%. De serologische bepaling is niet bruikbaar om de effectiviteit van de therapie aan te tonen – pas drie tot zes maanden na een geslaagde behandeling is de antilichaamtiter voldoende gedaald.

De accuratesse van de voor de huisartspraktijk zo aantrekkelijke vingerpriktests blijkt in de praktijk echter zo tegen te vallen dat het gebruik hiervan wordt ontraden.

De 'C13-ureum-ademtest', waarbij H. pylori via analyse van de uitademlucht kan worden aangetoond, is voor gebruik in de dagelijkse praktijk erg aantrekkelijk. De test scoort hoog wat diagnostische eigenschappen betreft en blijkt goed toepasbaar in de polikliniek en zelfs in het perifere huisartsenlaboratorium. In onderzoeken wordt de methode vaak als gouden standaard gebruikt. De methode is door de hoge kosten van de apparatuur echter tot dusverre nog nauwelijks beschikbaar. Daarnaast zijn er ook tests ontwikkeld waarmee in de feces antilichamen tegen H. pylori kunnen worden aangetoond. Deze zijn er nog niet gevalideerd voor gebruik in de huisartspraktijk.

Vervolg casus

Na een week krijgt u het verslag van de duodenoscopie: een ulcus in het duodenum. Drie dagen later ziet u de heer Van Daalen op het spreekuur terug. Het onderzoek was hem reuze meegevallen, alleen het slikken van de slang vond hij even benauwend. U bespreekt de uitslag met hem.

U vertelt hem over een zweer in de twaalfvingerige darm, stelt hem gerust met het oog op kanker en informeert hem over de rol van de maagbacterie ('Helicobacter pylori') in het ontstaan van dit soort zweren.

U informeert bij de MDL-arts over het op dat moment meest adequate eradicatieschema en schrijft dat voor. U maakt de heer Van Daalen de voordelen van de kuur duidelijk. Daarbij benadrukt u dat het belangrijk is dat hij alle tabletten neemt en vraagt u hem na een maand of drie nog eens contact op te nemen.

Behandeling van
Helicobacter pylori

Sinds de ontdekking van *Helicobacter* zijn talloze behandelschema's onderzocht en vergeleken. De bacterie blijkt moeilijk uit te roeien en de successen wisselden sterk. Dit had alles te maken met de lokalisatie van de bacterie: in het maagslijmvlies, relatief afgeschermd tegen antimicrobiële middelen.

Monotherapie blijkt niet in staat de bacterie te doen verdwijnen; alleen combinaties van middelen slagen daarin. Momenteel is de zogenoemde 'triple'-combinatietherapie de behandeling van eerste keuze. De tripletherapie bestaat uit een combinatie van een protonpompremmer en twee antibiotica, doorgaans amoxicilline met of claritromycine of metronidazol.

Therapietrouw en resistentie

Bij de triplekuur moet de patiënt veel tabletten slikken, soms tot dertig in een week tijd. Hoewel veel patiënten last hebben van bijwerkingen, blijkt dat de meerderheid de kuur na een goede instructie afmaakt. *Non compliance* werkt uiteraard resistentieontwikkeling in de hand. In sommige landen nemen vooral de claritromycine- en metronidazolresistentie zorgwekkende vormen aan. In Nederland valt dat vooralsnog mee: de metronidazolresistentie is minder dan 20%, die voor claritromycine minder dan 5%. De kans op resistentie is groter in bepaalde risicogroepen (asielzoekers, patiënten die frequent met metronidazol zijn behandeld, vooral in de grote steden).

In verband met voorkoming van de resistentieontwikkeling zijn regionale farmacotherapeutische afspraken over het eerste keus eradicatieschema van belang.

Als de huisarts de patiënt heeft gewezen op het belang van de therapietrouw, blijkt controle niet noodzakelijk. In de praktijk blijkt dat een onsuccesvolle eradicatie binnen zes maanden weer tot klachten leidt. In die gevallen is dan meestal endoscopische controle met H. pylori-kweek en resistentiebepaling noodzakelijk. Serologische controle is niet zinvol, omdat de na geslaagde eradicatie optredende seroconversie soms pas na drie tot zes maanden plaatsvindt.

Welke plaats heeft de H. *pylori* in het beleid bij ulcusklachten in de huisartspraktijk?

De medicamenteuze behandeling van het ulcus pepticum is ingrijpend gewijzigd, ook in de huisartspraktijk. De nadruk ligt niet langer op langdurige zuurremming, maar op H. *pylori*-eradicatie. Dat geldt uiteraard vooral voor het endoscopisch (of röntgenologisch) aangetoonde ulcus pepticum. Voor *ulcusachtige klachten* is de plaats van H. *pylori* in het beleid veel minder duidelijk. Aangetekend moet worden dat alle peptische ulcera met H. *pylori* geïnfecteerd zijn, met uitzondering van een deel van de NSAID-gerelateerde, maligne en de ischemische ulcera.

Op ruime schaal is de laatste jaren gezocht naar optimale toepassingen van de H. *pylori*-diagnostiek in het beleid bij maagklachten. De meest gepropageerde scenario's zijn die waarbij *alle* jonge patiënten (onder de 45 jaar) met maagklachten worden getest en bij aangetoonde infectie worden behandeld (*test and treat*), of die waarbij de patiënt met een positieve test voor endoscopie wordt verwezen (*test and endoscope*).

Test and treat?

Er is echter een aantal belangrijke problemen. H. *pylori*-infectie komt bij eenvijfde van de bevolking voor, ook bij mensen zonder klachten. Daarnaast is zo'n scenario alleen zinvol bij patiënten bij wie de infectie ook het achterliggend maaglijden verklaart. Dat is vooralsnog alleen het geval voor ulcusziekte en niet voor oesophagitis en functionele klachten. Aangezien ulcuslijden minder dan 5% van het hele spectrum aan maagklachten omvat, leiden de meeste *test and treat*-scenario's tot een enorme overbehandeling. Bovendien zijn er aanwijzingen dat eradicatie van H. *pylori* refluxklachten indiceert. De bacterie remt de zuurvorming, bij behandeling valt dat effect weg en zou bij een deel van de patiënten refluxziekte optreden.

Vooralsnog blijken deze strategieën in landen met relatief weinig ulcera en een lage H. *pylori*-prevalentie, zoals Nederland, niet doelmatig en kosteneffectief. Daarbij komt dat de prevalentie van H. *pylori*-infectie zeer snel aan het dalen is.

Welke patiënten testen?

Alleen testen bij geselecteerde patiënten met een hoge kans op achterliggend ulcuslijden lijkt het meest effectief in de Nederlandse huisartspraktijk.

Patiënten met recidiverende ulcusklachten (een combinatie van anamnestische factoren (hongerpijn, roken en/of een voorgeschiedenis van ulcuslijden) komen zeker voor testen in aanmerking. Indien H. *pylori* bij deze patiënten wordt aangetoond, blijkt de kans op een ulcus zo groot te worden (tot 40%) dat gerichte ulcusbehandeling door middel van H. *pylori*-eradicatie verantwoord is. Daarom is in de NHG-standaard het advies opgenomen om bij patiënten met recidiverende of therapieresistente ulcusklachten H. *pylori*-diagnostiek te overwegen en bij aangetoonde infectie de bacterie te eradiceren.

Daarnaast komen patiënten in aanmerking die een onderhouds- of herhaalmedicatie hebben en bij wie in het verleden endoscopisch of radiologisch een ulcus duodeni is gediagnosticeerd. Het chronisch medicijngebruik kan bij deze patiënten worden vervangen door eenmalige *H. pylori*-behandeling. De kans op infectie is dermate hoog dat testen zelfs achterwege kan worden gelaten. Een kaartenbakanalyse of – in samenwerking met de apotheker – een screening van patiënten die chronisch maagzuurremmende medicatie gebruiken op een ooit aangetoond ulcuslijden, en vervolgens gerichte eradicatie is in alle opzichten een zinvolle investering.

Tabel 2.2

Beleid NHG-standaard bij ulcusgerelateerde klachten

a. Recidief klachten of herhaalmedicatie met (ooit) aangetoond ulcus duodeni:	H. *pylori*-eradicatie
b. Nieuwe klachten:	
Stap 1: twee tot acht weken	H2-receptorantagonist
Stap 2: geen effect of recidief	– H. *pylori*-onderzoek of duodenoscopie; – uitslag positief: H. *pylori*-eradicatie; – uitslag negatief: PPI in standaarddosering.

Epiloog

Acht maanden later ziet u de heer Van Daalen weer op het spreekuur: bij een keuring voor een levensverzekering was elders een te hoge bloeddruk gevonden. Terwijl u de bloeddruk meet informeert u nog eens naar zijn maagpijn. Die was verdwenen na de kuur, al heeft hij wat moeite gehad met de grote hoeveelheid pillen. Hij heeft sedertdien geen maagklachten meer gehad.

Literatuur

Bommel MJJ van, Numans ME, Wit NJ de, Stalman WAB. Consultations and referrals for dyspepsia in general practice – a one year database survey. Postgrad Med J 2001;77:514-8.
Delaney BC, Innes MA, Deeks J, et al., Forman D. Initial management strategies for dyspepsia (Cochrane Review). In: The Cochrane Library, Issue 4, 2001. Oxford: Update Software.
Hunt RH. Peptic ulcer disease: defining the treatment strategies in the era of Helicobacter pylori. Am J of Gastroenterol 1997;(suppl april):36S-43S.

Numans ME, Graaf Y van der, Wit NJ de, Melker RA de. How useful is selection with alarming symptoms in open access gastroscopy? An evaluation on diagnostic determinants of malignancy in general practice. Scand J of Gastroenterol 2001;36:437-43.

Numans ME, Wit NJ de, Geerdes RHM, et al. NHG-standaard Maagklachten, eerste herziening. Huisarts Wet 1996;39(12):565-77.

Peura DA. Ulcerogenesis: integrating the roles of Helicobacter pylori and acid secretion in duodenal ulcer. Am J of Gastroenterol 1997;(suppl april): 8S-16S.

Weijnen CF, Numans ME, Wit NJ de, et al. Testing for Helicobacter pylori in dyspeptic patients suspected of peptic ulcer disease in primary care: cross sectional study. BMJ 2001;323:701-5.

Weijnen CF, Wit NJ de, Numans ME, et al. Helicobacter testing in the primary care setting: which diagnostic test should be used? Alimentary Pharmacology & Therapeutics 2001;15:1205-10.

Wood AJJ. The treatment of Helicobacter pylori infection in the management of peptic ulcer disease. N Engl J of Med 1995;12:984-91.

3

Maagklachten en oh zo moe; de complicaties van een maagzweer

Casus

Op woensdag wordt een visite aangevraagd voor mevrouw Van de Brand door de gezinsverzorgster die haar helpt in de huishouding. Mevrouw is 72 jaar, en sinds de dood van haar man, die hartpatiënt was, heeft u haar weinig gezien. Ze heeft veel last van reumatische klachten in de rug en schouders, en vraagt nogal eens om een recept voor NSAID's. Daarbij heeft ze een enigszins verhoogde bloeddruk, waarvoor ze een diureticum gebruikt. Verder heeft ze nogal eens maagklachten: de afgelopen jaren heeft ze gemiddeld zo'n twee keer per jaar een kuurtje H2-receptorantagonist aangevraagd.

Tijdens de visite vertelt ze u dat ze al weken zo moe is. Ze komt haast haar huis niet meer uit. De rug speelt steeds meer op en 'ze loopt op aspirine' zoals ze het zelf uitdrukt. Daarbij heeft ze veel last van maagpijn en door de misselijkheid maar weinig zin in eten. Bij verder doorvragen blijkt ze naast de ibuprofen die ze via de praktijk betrekt, ook nog zelf acetylsalicylzuur te laten halen bij de drogist.

Bij onderzoek vindt u een bloeddruk van 180/105 en bleke slijmvliezen. De mobiliteit in de rug is inderdaad fors beperkt, zonder specifieke neurologische verschijnselen. Er is drukpijn in epigastrio, zonder lever- of miltvergroting. Het rectaal toucher levert geen afwijkingen op.

Waar denkt u aan?

Mevrouw Van de Brand meldt nu vooral de moeheid en de rugklachten, maar er is duidelijk meer aan de hand: de maagklachten die er al een tijd zijn, kunnen niet zomaar ter zijde worden geschoven. Op grond van het verhaal zou er sprake kunnen zijn van een anemie ten gevolge van chronisch bloedverlies uit de tractus digestivus bij NSAID-gebruik, mogelijk op basis van een ulcus.

Vervolg casus

Omdat er geen acute klachten zijn, is er geen reden tot direct ingrijpen en lijkt het verantwoord eerst laboratoriumonderzoek te laten doen. Drie dagen later krijgt u het resultaat; er blijkt sprake van een anemie met een HB van 5,1, met een laag MCV en normale leverfunctie, normale leuko- en trombocyten en een (voor de leeftijd) normale nierfunctie. Uw vermoeden lijkt dus bevestigd te worden en in overleg met de internist besluit u tot een poliklinische duodenoscopie.

NSAID's en maagklachten

Niet-steroïde ontstekingsremmende middelen leveren naar de huidige inzichten een belangrijke bijdrage aan de incidentie van maagklachten. Niet zozeer het individuele risico (dat ligt in de orde van één uluscomplicatie per tienduizend NSAID-voorschriften), maar vooral het enorme aantal NSAID-gebruikers, in het bijzonder de ouderen, maakt dit tot een omvangrijk volksgezondheidsprobleem. NSAID's worden in grote hoeveelheden voorgeschreven, naar schatting gebruikt 6% van de Nederlanders incidenteel en 2% chronisch NSAID's. Deze middelen zijn tegenwoordig ook in de vrije verkoop beschikbaar en worden (in de vorm van acetylsalicylzuur) ook voor secundaire preventie bij cardiale en neurologische afwijkingen gebruikt. De helft van de gebruikers is boven de zestig jaar.

NSAID's blijken zowel oppervlakkige ontstekingen als peracute diepe ulceraties in het hele maagdarmkanaal te kunnen veroorzaken. Het risico op een maag- of duodenumulcus is bij NSAID-gebruik vier- respectievelijk driemaal verhoogd. Bovendien is ook de kans op één van de ulcuscomplicaties sterk verhoogd: bloeding (driemaal zo grote kans) en perforatie (zesmaal zo groot).

De kans op ulcera wordt nog groter als naast het NSAID-gebruik ook andere risicofactoren aanwezig zijn, zoals leeftijd boven de zeventig jaar, ulcus in de voorgeschiedenis, combinaties van NSAID's onderling of met steroïden. Een belangrijk gegeven is dat de klachten lang onopgemerkt kunnen blijven en dat complicaties vaak peracuut kunnen optreden (vanuit de zogenoemde *silent ulcers*). Bij onderzoek onder chronische NSAID-gebruikers, zonder maagklachten, bleek 15% een ulcus ventriculi en 10% een ulcus duodeni te hebben. Naar schatting heeft 60 tot 70% van de patiënten die zich met een complicatie presenteren, tevoren geen, of in zeer beperkte mate maagklachten.

Er blijken tussen de verschillende soorten NSAID's aanzienlijke verschillen in de gastro-intestinale toxiciteit te bestaan (zie tabel 3.1).

Daarnaast is er voor elk NSAID een duidelijke dosis-effectrelatie: hoe hoger de dosis, hoe meer kans op maagbezwaren. Ook acetylsalicylzuur in preventieve dosering (38 en 100 mg) blijkt in de praktijk het risico op bloedingen in geringe mate te verhogen.

Tabel 3.1   Het relatieve risico (RR) op maagbloeding bij de verschillende NSAID's

NSAID's	RR
Ibuprofen	2,0
Diclofenac	4,2
Indometacine	11,3
Naproxen	9,1
Piroxicam	13,7

Medicamenteuze preventie van NSAID-gastro-pathie

De beste preventie van de gastro-intestinale complicaties is het gebruik van het NSAID stop te zetten. De indicatie voor analgetica moet opnieuw worden bekeken, en alternatieven zonder maagbijwerkingen, bijvoorbeeld paracetamol, dienen overwogen te worden. Dat is helaas lang niet altijd haalbaar, zeker niet bij patiënten met een reumatisch lijden. In die gevallen zijn er verschillende mogelijkheden om maagcomplicaties van NSAID -gebruik te voorkomen.

Allereerst blijken sommige NSAID's veel minder aanleiding te geven tot maag- of darmbijwerkingen dan andere. Ibuprofen blijkt de minste bijwerkingen te geven. De zogenaamde cox2-remmers lijken in deze veelbelovend, maar de (kosten)effectiviteit bij de risicopatiënt in de eerste lijn moet nog verder worden aangetoond.

Daarnaast blijkt er sprake van een dosis-effectrelatie en is het verstandig om altijd te proberen uit te komen met de laagste dosering. Een grote risicofactor blijkt het combineren van NSAID's, hetgeen dus moet worden voorkomen. Alcoholgebruik moet ontraden worden, omdat dit de maagbeschadiging versterkt. Door de systemische effecten van het NSAID voorkomt het *enteric coaten* van tabletten of een rectale toediening de maagcomplicaties niet.

Bij patiënten uit risicogroepen, bij wie desondanks een duidelijke indicatie voor het gebruik van NSAID's bestaat, kan gekozen worden uit een aantal profylactische farmaca: misoprostol en H2RA of protonpomp-remmers.

Misoprostol, een prostaglandine-analoog, compenseert de nadelige effecten van NSAID's op de maagwandbarrière, en blijkt in staat ulcera ventriculi te voorkomen. Het nadeel van deze behandeling is het frequent optreden van bijwerkingen (diarree); tot 30% van de patiënten stopt de therapie om die reden. Daarnaast blijkt de bescherming zich vooral te beperken tot maagperforaties en nauwelijks tot bloedingen.

Combinatie van NSAID's met een mucosaprotectivum blijkt onvoldoende bescherming te geven. Combinatie met een H2RA blijkt in de praktijk voornamelijk te beschermen tegen ulcera duodeni. Het meest effectief blijkt de preventieve combinatie van een NSAID met een PPI in standaarddosering, wat zowel de incidentie van ulcera duodeni als ventriculi significant blijkt te verlagen.

De meeste onderzoeken naar maagklachten en complicaties bij NSAID-gebruik zijn tot dusverre gedaan met geselecteerde tweedelijns-patiëntengroepen, bijvoorbeeld van de polikliniek van de reumatoloog. Conclusies uit deze studies zijn daarom niet zonder meer geldig voor de veel bredere groep NSAID-gebruikers in de eerste lijn.

Naar de identificatie van 'de risicopatiënt' in de eerste lijn is veel onderzoek gaande; vooralsnog worden in de NHG-standaard de volgende groepen als risicopatiënt gezien: leeftijd boven de vijfenzeventig jaar, ulcus in de voorgeschiedenis en langdurig gebruik van steroïden of anticoagulantia. In geval deze patiënten chronisch NSAID gebruiken, wordt aangeraden een profylacticum voor te schrijven.

Vervolg casus

Drie dagen later krijgt u een verslag: er blijkt sprake van een groot ulcus in het antrum van de maag. Aan de slokdarm en het duodenum zijn geen afwijkingen gezien, de snelle ureasetest op H. pylori was negatief. De endoscopist nam een aantal biopten, waarvan de pathologisch-anatomische uitslag luidde: ulcus ventriculi, geen aanwijzing voor maligniteit.

U gaat bij mevrouw Van de Brand langs om haar de bevindingen van het onderzoek uit te leggen. Het onderzoek was haar niet meegevallen, maar ze is blij dat er nu iets gevonden is. Haar tante heeft ook wel eens een maagzweer gehad. U schrijft haar een vierweekse kuur voor met een protonpompremmer en geeft haar staaltabletten om de ijzerdepletie ten gevolge van de chronische anemie op te heffen. U spreekt af na vier weken te informeren of de klachten daadwerkelijk zijn verminderd.

Dus toch een ulcus.

Bij mevrouw Van de Brand is er dus sprake van een ulcus ventriculi, waarschijnlijk gerelateerd aan haar NSAID-gebruik. U neemt u voor om bij oudere patiënten toch weer eens kritisch te kijken naar hun NSAID-gebruik. Het is bij mevrouw Van de Brand met een sisser afgelopen, maar het is een nare complicatie, die haar toch wel wat ongemak heeft bezorgd.

Epidemiologie van het ulcus ventriculi

Naar schatting is er tegenwoordig bij 5 tot 10% van de patiënten met maagklachten op het spreekuur van de huisarts sprake van peptisch ulcuslijden. Het merendeel daarvan betreft ulcera duodeni, ongeveer een derde van de peptische ulcera wordt gevormd door ulcera ventriculi.

De jaarlijkse incidentie van het peptisch ulcus in de periode 1994-1998 in de Nijmeegse Continue Morbiditeits Registratie (CMR) is twee per duizend patiënten per jaar. In een normatieve huisartspraktijk zijn er dus gemiddeld drie tot vijf nieuwe patiënten met een ulcus per jaar, waarvan een of twee met een maagzweer. De incidentie van peptische ulcera is sterk aan het dalen: in diezelfde CMR is de incidentie in de periode 1976-1998 met meer dan 50% gedaald. Ulcera komen vaker voor bij allochtonen en in lagere sociale klassen. Ulcera ventriculi treden vooral op in de oudere leeftijdscohorten en meer bij vrouwen dan bij mannen.

Pathofysiologie van het ulcus ventriculi

Ook bij het ulcus ventriculi is er sprake van een ernstig slijmvliesdefect, veelal ontstaan door een verstoring van het evenwicht tussen agressieve en maagslijmvliesbeschermende factoren (zie tabel 3.2).

Tabel 3.2

De pathofysiologie van het ulcus ventriculi

Beschermend	Agressief
Mucuslaag	Maagzuur
Prostaglandinen	Roken
Maagontlediging	*Helicobacter pylori*
	NSAID
	Alcohol

De zuurproductie is bij patiënten met een ulcus ventriculi meestal niet hoger dan bij gezonde personen, in tegenstelling tot patiënten met een ulcus duodeni. Roken verhoogt echter wel de maagzuurproductie en remt ook bij medicamenteuze behandeling de genezing af. In tegenstelling tot het ulcus duodeni zijn niet alle ulcera ventriculi geïnfecteerd met *Helicobacter pylori*; bij ongeveer 70% van de patiënten met een ulcus ventriculi wordt de bacterie aangetoond. Bij de niet-*Helicobacter*-geïnfecteerde patiënten spelen waarschijnlijk NSAID's en doorbloedingsstoornissen een grote rol in de genese van het ulcus. Indien de patiënt met een ulcus ventriculi H. *pylori* geïnfecteerd blijkt, is behandeling van de bacterie aangewezen, ook al betreft het een ulcus dat duidelijk aan NSAID's gerelateerd is, omdat daarmee het aantal recidief ulcera aanzienlijk wordt teruggebracht.

Klachten en diagnostiek bij vermoeden op een ulcus ventriculi

Zoals eerder besproken blijkt het moeilijk te zijn om ulcusziekte te voorspellen op grond van anamnese en lichamelijk onderzoek; de 'positief voorspellende waarde' van klachten en symptomen is beperkt. Bovendien kan – in tegenstelling tot wat vroeger wel eens werd beweerd – anamnestisch geen onderscheid worden gemaakt tussen ulcera ventriculi en ulcera duodeni. Er zijn ook geen patiëntkarakteristieken die een duidelijk onderscheid tussen beide mogelijk maken.

Typische ulcus-ventriculi-klachten bestaan niet en de typische maagzweerpatiënt ook niet. Wel is het zo dat ulcera ventriculi relatief vaker bij NSAID-gebruik voorkomen en dat een voorgeschiedenis van een ulcus ventriculi de kans op een recidief vergroot.

Bij analyse van de indicatiestelling voor endoscopisch onderzoek op verzoek van de huisarts blijkt dat het vóórkomen van ulcera overschat wordt: bij 40% van de aanvragen voor duodenoscopie is de aanvraagindicatie een ulcus, maar bij minder dan een kwart van die patiënten wordt ook een ulcus gevonden.

Het beleid bij het vermoeden op een ulcus ventriculi is in principe gelijk aan dat bij ulcusklachten (zoals beschreven in hoofdstuk 1): (empirische) behandeling met nacontrole bij het merendeel van de patiënten, snelle diagnostiek in geval van alarmsignalen (bloedverlies, slikklachten) en overweging aanvullend onderzoek bij chronische recidiverende klachten.

Bij maagklachten bij chronisch NSAID-gebruik, zeker op oudere leeftijd, is H. *pylori*-diagnostiek zonder duodenoscopie minder zinvol, omdat de kans op een – niet aan H. *pylori* gerelateerd – NSAID-ulcus veel groter is.

In het geval van mevrouw Van de Brand is er gezien de anemie, de chronische maagpijn en het langdurig NSAID-gebruik klinische verdenking op bloedverlies uit de tractus digestivus, mogelijk vanuit een NSAID-gastritis of ulcus ventriculi. Alarmsignalen dus, en juist vanwege de kans op een bloedende maagzweer dient duodenoscopie plaats te vinden (en geen röntgenonderzoek), omdat dan zowel een bloeding zou kunnen worden gestopt als biopten kunnen worden genomen om een maligniteit uit te sluiten.

Overigens kunnen bij duodenoscopie nog een aantal andere endoscopische en histologische maagafwijkingen worden vastgesteld (zie tabel 3.3).

De klinische waarde van de endoscopische diagnose gastritis is beperkt; dit blijkt ook net zo vaak voor te komen bij gezonde proefpersonen als bij patiënten die voor duodenoscopie zijn geselecteerd. Daar-

Tabel 3.3

Bevindingen bij endoscopisch maagonderzoek	
Acute gastritis	m. Ménétrier
Acute hemorragische gastritis	Polypeuze afwijkingen
Atrofische gastritis	Tumoren
Erosieve gastritis	Vaatanomalieën
Ulcus ventriculi	

Aanvullende histologische diagnoses	
Premaligne	dysplasie intestinale metaplasie
Maligne	early gastric cancer adenocarcinoom leiomyosarcoom lymfoom (MALT) Kaposi-sarcoom carcinoïd

bij is ook de overeenstemming tussen de endoscopische en de histologische diagnose gastritis zeer matig. Gastritis behoeft in het algemeen geen behandeling of controle.

Anders ligt dat bij de atrofische gastritis, die door sommigen als een voorloper van het carcinoom wordt gezien. Het is onduidelijk óf, in welke mate en met welke snelheid de overgang van 'onrustige kernactiviteit (dysplasie)' naar 'slijmvliestypeverandering (metaplasie)' naar carcinoma in situ zich voltrekt. Het is nog niet duidelijk of behandeling (van H. *pylori*) en/of regelmatige endoscopische controle de prognose beïnvloedt.

Behandeling van het ulcus ventriculi

Een ulcus ventriculi reageert meestal goed op zuurremmende medicatie. Genezingspercentages met H2-receptorantagonisten liggen na twee, vier en acht weken op respectievelijk 60, 75% en 85%. Met de meer potente protonpompremmers zijn deze resultaten nog beter en treedt vooral sneller herstel op, reden waarom de NHG-standaard Maagklachten bij een aangetoond (niet met H. *pylori* geïnfecteerd) ulcus ventriculi een zesweekse behandeling met een protonpompremmer adviseert.

Bij een maagzweer met aangetoonde H. *pylori*-infectie is eradicatie behandeling van eerste keus. Een triplekuur (protonpompremmer met twee antibiotica gedurende één week) geneest het ulcus en voorkomt in verreweg de meeste gevallen recidieven.

Vervolg casus

Na acht weken belt de gezinsverzorgster u op: de klachten zijn volledig verdwenen. Mevrouw voelt er weinig voor om ter controle nog een keer duodenoscopie te moeten ondergaan en eigenlijk vindt u dat ook niet nodig. Het hemoglobinegehalte blijkt genormaliseerd (7,3 mmol/l). U bespreekt nog eens het belang van het beperken van het NSAID-gebruik en schrijft haar paracetamol voor, 3 dd 500 tot 1000 mg. Mocht dit onvoldoende helpen, dan zal ze contact met u opnemen.

Weer helemaal genezen?

Het ziet ernaar uit dat mevrouw Van de Brand weer helemaal genezen is. Gelukkig hebben zich bij haar verder geen complicaties voorgedaan. Een ulcus ventriculi kan tenslotte op zijn beurt weer voor onaangename complicaties zorgen.

Complicaties van een ulcus ventriculi

Bij ulcera ventriculi kunnen zich twee complicaties voordoen: het ulcus kan gaan bloeden dan wel perforeren of het kan een eerste uiting zijn van een maligniteit, die zich als een ulcererend carcinoom presenteert.

Een maagbloeding is nog steeds een frequent optredend spoedgeval in de huisartspraktijk. De incidentie van de acute maagbloeding is

45 per honderdduizend patiënten per jaar. Gemiddeld wordt elke huisarts dus één à twee keer per jaar ermee geconfronteerd. Ondanks
moderne behandeltechnieken leidt deze ulcuscomplicatie nog steeds
tot aanzienlijke mortaliteit: circa 10% van de patiënten die een maagbloeding krijgen, overlijdt.

De zich acuut presenterende maagbloeding stelt de huisarts meestal
voor weinig differentieel diagnostische problemen: de patiënt, soms
bekend met maagklachten, langdurig NSAID- of anticoagulantiagebruik,
is bleek, produceert rood braaksel en voelt klam. Als er ook sprake is
van een dreigende perforatie, kan de pijn sterk op de voorgrond staan.
Na een perforatie is er meestal peritoneale prikkeling en is de leverdem-
ping bij percussie soms afwezig.

Een infuus, transfusie en het zo snel mogelijk stoppen van de bloeding is aangewezen. Meestal gebeurt dit endoscopisch, na hemodyna-
mische stabilisatie in het ziekenhuis. Bij een perforatie staat vooral de
defense musculaire op de voorgrond en is chirurgische interventie aangewezen.

In het geval van chronisch bloedverlies ten gevolge van een
niet-acute bloeding presenteert de maagbloeding zich vaak door middel
van microcytaire anemie en melaena. De patiënt is dan meestal niet
acuut ziek. Gezien de kans op verdere ulcus- en bloedingscomplicaties
is endoscopische diagnostiek geïndiceerd.

Wat de tweede 'complicatie' betreft, de maligniteit, is het niet zo dat
een ulcus ontaardt, maar is er sprake van een ulcererend carcinoom.
Behandeling van het ulcus leidt tot genezing van de ulcuskrater, maar
de tumor die in de bodem zit, geneest niet. Daarom is endoscopische
controle met biopten essentieel in het beleid van aangetoonde maag-
zweren. Ook bij een radiologisch aangetoond ulcus ventriculi dient duodenoscopie te volgen, waarbij verschillende biopten uit het ulcus worden genomen (een tiental, at random over het ulcus verdeeld, om de
trefkans zo groot mogelijk te maken). Na de behandeling wordt genezing meestal endoscopisch gecontroleerd, eventueel weer met biopten.

Vervolg casus   *Twee jaar later wordt u door de verpleegkundige van het verzorgingscentrum in
de stad gebeld met de vraag of u een visite bij mevrouw Van de Brand wilt afleg-
gen. Ze is inmiddels in het verzorgingscentrum gaan wonen, omdat de verzorging
thuis toch wel een probleem werd. Ze blijkt al een week op de ziekenboeg te liggen
omdat ze misselijk was en af en toe braakt. Aanvankelijk dacht men aan een
buikgriep, maar het houdt nu wel lang aan. Daarnaast was het de verzorgsters
opgevallen dat ze de laatste weken steeds slechter ging eten.*

*Mevrouw zelf schat het allemaal niet zo ernstig in, het is 'de kou op de maag'.
Op uw vragen vertelt ze dat ze weliswaar veel last van de gewrichten hield, maar*

dat ze de pijn met paracetamol aardig kon onderdrukken. Ze had al in geen jaren meer iets sterkers nodig gehad. Ja, ze had een aantal keren overgegeven, maar dat was gewoon helder en niet zwart. Soms had ze wel wat pijn in de maagstreek, maar dat was vooral na het overgeven. Het gewichtsverlies was volgens haar vooral het gevolg van het slechte eten door die 'kou'.

Bij onderzoek vind u drukpijn in epigastrio en bleke sclerae. Het HB blijkt 4,7 te zijn. U vertrouwt het niet en denkt aan een recidief ulcus ventriculi. U besluit vast met omeprazol te starten, maar om de diagnose zeker te stellen ook een duodenoscopie aan te vragen.

Na overleg met de internist kan ze gelukkig al snel terecht. Een week later belt de endoscopist tijdens uw spreekuur, om te vertellen dat hij bij mevrouw Van de Brand een kratervormig ulcus aantrof. Het zag er maligne uit. De diagnose maagcarcinoom wordt door de patholoog-anatoom drie dagen later bevestigd en mevrouw Van de Brand wordt voor het vaststellen van het verdere beleid door de specialist opgenomen.

Een recidief ulcus, of toch wat anders?

De maagklachten zijn weer in volle heftigheid teruggekomen, ook al heeft ze nu geen NSAID's gebruikt. Het is de vraag of er weer sprake van een ulcus is of dat er nu toch iets anders speelt. Helaas, dat laatste blijkt dus het geval. De vraag is of er in haar geval nog therapeutische mogelijkheden zijn.

Epidemiologie van maagcarcinoom

Het maagcarcinoom kent een grote geografische spreiding. Het komt heel frequent voor in Japan, relatief veel minder in West-Europa en weinig in sommige staten van de Verenigde Staten. Wat hier precies de achtergrond van is, is onbekend. Mogelijk spelen voedingsgewoonten hier een rol bij.

De incidentie in Nederland is 18,6 per honderdduizend per jaar voor mannen en 9,6 voor vrouwen (1997). Jaarlijks zijn er zo'n 2200 nieuwe gevallen. Per praktijk betekent dit dat zich gemiddeld eens per twee tot drie jaar een nieuwe patiënt met maagcarcinoom presenteert. Samen met de slokdarmcarcinomen betreft dit 5% van alle maligniteiten, bij mannen op de zevende, bij vrouwen op de negende plaats qua frequentie.

Het maagcarcinoom is sterk aan de leeftijd gerelateerd en komt in het bijzonder voor in de hogere leeftijdsgroepen. Voor het beleid bij maagklachten, en dan vooral bij de keuze voor diagnostiek in verband met het risico op kanker, is het van belang dat slechts 3% van alle maag-slokdarmneoplasmata patiënten onder de 45 jaar betreft.

De afgelopen decennia is de incidentie van het maagcarcinoom wereldwijd, maar ook in Nederland drastisch afgenomen.

Het maag-carcinoom: klachten en pathofysiologie

Alarmerende klachten met het oog op maagcarcinoom zijn anemie, dysfagie, haematemesis en melaena, al of niet in combinatie met gewichtsverlies, malaise, roken en hogere leeftijd. Helaas wordt het merendeel van de carcinomen pas in een laat stadium symptomatisch, hetgeen de slechte prognose bepaalt. Bij ontdekking blijkt er in 60% van de gevallen al sprake van lymfekliermetastasen. De vijfjaarsoverleving is in Nederland minder dan 5%. Alleen de *early gastric cancer*, een tot de mucosa beperkte, zeer lokale tumor, heeft een gunstige prognose. Helaas is dit meestal een toevalsbevinding bij duodenoscopie, die in het algemeen nog geen aanleiding geeft tot klachten.

Meestal (95%) is er sprake van een adenocarcinoom. Daarnaast kunnen plaveiselcelsarcomen, maligne lymfomen en leiomyosarcomen voorkomen. Wat de lokalisatie van het maagcarcinoom betreft is er sprake van een verschuiving: vroeger was het carcinoom vooral distaal in de maag gelegen, de laatste jaren wordt het in toenemende mate in de proximale maag, in het bijzonder de cardia, aangetroffen.

Uit migratieonderzoeken is gebleken dat het dieet waarschijnlijk een grote rol speelt. Het eten van gezouten, gepekelde en gerookte vlees- en vissoorten vormt een duidelijke risicofactor. Een hoge intake van vitamine A, C, en E zou mogelijk beschermen tegen het krijgen van maagkanker. Atrofische gastritis en intestinale metaplasie, H. pylori-infectie (RR 4), pernicieuze anemie (RR 20), status na maagresectie en hypergastrinemie zijn allemaal factoren die de kans op het krijgen van maagcarcinoom vergroten. Familiaire factoren en het gebruik van alcohol spelen een ondergeschikte rol.

De therapie van het maagcarcinoom

Chirurgische exploratie, meestal voorafgaan door een CT-scan, is nodig om te kunnen beoordelen of in opzet curatieve resectie mogelijk is (geen doorgroei, geen metastasen), dan wel palliatieve behandeling is aangewezen. Radiotherapie heeft geen standaardplaats in de behandeling bij de niet-curatief geopereerde patiënten. Ook de aanvullende waarde van chemotherapie (met een zogenoemd ECF-schema) is zeer beperkt, daarom zal mede afhankelijk van de wens van de patiënt moeten worden bekeken of chemotherapie na een palliatieve ingreep zinvol is. In geval van het MALT-lymfoom is H. pylori-eradicatie (althans bij het laaggradige type) een zeer effectieve behandeling. Bij een *early gastric cancer* is soms een mucosale resectie mogelijk.

Epiloog

Twee weken later wordt u uitgenodigd voor de oncologiebespreking in het plaatselijke ziekenhuis, waar naast huisarts en maag-darm-leverarts ook de chirurg, radiotherapeut en consulent oncologie aan deelnemen. Er bleek geen sprake van metastasering en het voorstel was toch om een in opzet curatieve resectie te doen.

Een week later onderging mevrouw een laparotomie. Daarbij bleek er toch sprake van lymfeklieren in het omentum, zodat besloten werd tot een maagresectie zonder totale lymfeklierdissectie. De PA liet een infiltrerend adenocarcinoom zien, met regionale lymfekliermetastasen (t3n1mx).

Mevrouw Van de Brand herstelde goed van de operatie en mocht twee weken later terug naar het verzorgingscentrum. Ze was zich wel bewust van de slechte prognose, zo vertelde ze u bij uw bezoek aan haar na ontslag, maar had besloten om van de haar resterende tijd nog het beste te maken.

Literatuur

Berg WN van de, Eliel ER, Batterman JJ. Oncologieboek. Integraal Kanker Centrum Midden Nederland, 2002. Deel 1; tumorspecifieke richtlijnen.

Derry S, Loke YK. Risk of gastrointestinal haemorrhage with long term use of aspirin: meta-analysis. BMJ 2000;321:1183-5.

Graeff A de, Verhagen S. Oncologieboek. Integraal Kanker Centrum Midden Nederland, 2002. Deel 2: palliatieve behandeling.

Henry D, Lim LL-Y, Garcia Rodriquez LA, et al. Variability in risk of gastrointestinal complications with individual non-steroidal anti-inflammatory drugs: results of a collaborative meta-analysis. BMJ 1996;312:1563-6.

Numans ME, Wit NJ de, Geerdes RHM et al. NHG-standaard Maagklachten, eerste herziening. Huisarts Wet 1996;39(12):565-77.

Pilotto A, et al. Role of Helicobacter pylori on upper gastrointestinal bleeding in the elderly. Dig Dis Sci 1997;42(3):586-91.

Rostom A, Wells G, Tugwell P, et al. Prevention of NSAID-induced gastroduodenal ulcers (Cochrane Review). In: The Cochrane Library, Issue 4, 2001. Oxford: Update Software.

Visser O, Coebergh JWW, Schouten LJ, Dijck JAAM van (editors). Incidence of Cancer in the Netherlands 1997. Utrecht: Vereniging van Integrale Kankercentra, 2001.

Walsh JH, Peterson WL. The treatment of Helicobacter infection in the management of peptic ulcer disease. N Engl J Med 1995;12:984-91.

Weerd NC van de, Cats A, Thijs JC, et al. Dalende prevalentie van Helicobacter pylori: consequenties voor behandeling van gastroduodenale ulcera. Ned Tijdschr Geneesk 2000;144(29):1385-8.

4 Een knoop in de maag; aspecifieke maagklachten

Mevrouw Andriessen, een 33-jarige patiënte, heeft laat in de middag een afspraak. Ze heeft zich moeten haasten om op tijd te zijn, want als journaliste bij een groot dagblad heeft ze een volle agenda. Sinds een maand of drie heeft zij last van misselijkheid en een opgeblazen gevoel. In het begin eens per week, de laatste tijd echter veel frequenter. Zij beschrijft het als 'een knoop in de maag'. Haar eetlust lijdt eronder, en ze heeft het gevoel dat haar buik steeds dikker wordt. Zij heeft al maagtabletten geprobeerd, maar die hielpen niet. Bij navraag blijkt ze zich toch wel zorgen te maken; bij een collega van haar was onlangs een maagzweer gevonden.

Mevrouw Andriessen zit sinds een aantal jaren in uw praktijk. Twee jaar geleden heeft ze een episode van buikpijn en obstipatie doorgemaakt, door u toen geduid als een prikkelbaredarmsyndroom. Ze leidt een druk bestaan, naast haar baan heeft zij ook een gezin en een druk sociaal leven. Vorig jaar heeft ze haar tweede kind gekregen. Op de kaart staat nog vermeld dat zij een pakje sigaretten per dag rookt en dat er hart- en vaatziekten in de familie voorkomen.

Bij uitdiepen van de anamnese blijkt ze geen last van pijn in de bovenbuik te hebben en ook geen brandend maagzuur. Ze boert wel veel. Haar ontlasting is nu regelmatig, maar zij moet er wel op letten. Soms gebruikt ze extra zemelen. De buikpijn van twee jaar geleden heeft ze niet meer terug gehad. Haar verminderde eetlust blijkt vooral terug te voeren op een snel verzadigingsgevoel. Ze is de laatste jaren wat aangekomen, vooral omdat ze geen tijd meer heeft voor sport en omdat ze te veel tussendoortjes eet. Haar menses zijn regelmatig, ze gebruikt de pil.

Waar denkt u aan?

In haar verhaal zitten geen elementen die pleiten voor een maagzweer of slokdarmproblemen. Mogelijk zijn haar klachten het gevolg van een trage werking van maag en darmen. Maar dat is een wat vaag begrip. Haar leefstijl zou ook wel iets met haar klachten te maken kunnen hebben. In elk geval lijkt er sprake te zijn van wat de NHG-standaard 'aspecifieke maagklachten' noemt.

Aspecifieke maagklachten; symptomen en begrippen

Misselijkheid kan bij tal van ziekten optreden, variërend van de min of meer fysiologische misselijkheid in de vroege zwangerschap, een acute misselijkheid bij een onderwandinfarct of misselijkheid bij maagklachten. De huisarts krijgt vaak te maken met misselijkheid in combinatie met klachten die op specifieke bovenbuikpathologie wijzen. Daarbij zullen vooral die andere klachten richting geven in de differentiële diagnose – misselijkheid op zich is een aspecifiek symptoom. Zo kan misselijkheid in combinatie met zuurbranden een aanwijzing vormen voor slokdarmpathologie, in combinatie met pijn rond de maaltijd meer op een ulcuslijden wijzen en samen voorkomend met braken en gewichtsverlies een alarmsignaal zijn.

In andere gevallen ontbreken die nevenklachten echter en vormt misselijkheid, samen met een opgeblazen gevoel, boeren of een snel verzadigingsgevoel een aspecifiek signaal van gastro-intestinaal onbehagen. De klacht wordt dan soms treffend verwoord: patiënten klagen over 'een knoop in de maag', of 'voelen zich opgeblazen'.

Misselijkheid en een opgeblazen gevoel als belangrijkste klachten worden, bij afwezigheid van zuurbranden, bovenbuikpijn en alarmsignalen, in de NHG-standaard geschaard onder 'aspecifieke klachten', een klachtengroep waarbij op grond van de relatief gunstige prognose geen specifiek beleid noodzakelijk is.

Worden er bij nader onderzoek, bijvoorbeeld duodenoscopie of echografie, geen organische afwijkingen gevonden, dan kunnen de klachten worden geclassificeerd als functionele maagklachten (Engels: functional of non-ulcer dyspepsia).

Aspecifieke maagklachten: epidemiologische gegevens

Maagklachten vormen de achtergrond van 2 tot 3% van alle consulten van de huisarts. Naar schatting is bij de helft sprake van 'ulcus- of refluxklachten', de rest heeft 'aspecifieke maagklachten'.

Misselijkheid, een opgeblazen gevoel en boeren zijn belangrijke symptomen bij aspecifieke maagklachten. In de verschillende registraties wordt voor misselijkheid als hoofdklacht (ICPC-code D09, exclusief zwangerschapsmisselijkheid) een incidentie van tien per duizend patiënten per jaar gerapporteerd, jaarlijks zo'n 25 patiënten per praktijk. Een opgeblazen gevoel (ICPC-code D25.9) komt als hoofdklacht veel minder vaak voor (incidentie van 0,4 per duizend patiënten).

Voor de prevalentie van de diagnose functionele maagklachten zijn we aangewezen op analyse van de door huisartsen aangevraagde duodenoscopieën. Daaruit blijkt dat bij 60 tot 70% van de duodenoscopieën geen afwijkingen worden gevonden en dat er dus sprake is van functionele maagklachten.

Vervolg casus

U vertelt mevrouw Andriessen dat u in haar verhaal geen aanwijzingen vindt voor een maagzweer of slokdarmproblemen, en dat u vermoedt dat de klachten het gevolg zijn van een trage werking van maag en darmen. U wijst nog eens op het belang van voldoende lichaamsbeweging en van een regelmatige stoelgang. Daarnaast bespreekt u haar eetgewoonten en het belang van een evenwichtig dieet. Op haar vraag of er geen medicijnen voor haar kwaal zijn, vertelt u haar dat u verwacht dat de klachten vanzelf zullen verdwijnen als zij de genoemde adviezen opvolgt.

Vier weken later heeft mevrouw Andriessen weer een afspraak gemaakt op uw spreekuur. Zij heeft uw adviezen zoveel mogelijk opgevolgd: ze gaat na het eten vaak een uurtje fietsen en ze eet bijna niet meer in de auto of buitenshuis, maar neemt boterhammen mee voor tussen de middag. Haar ontlasting is regelmatig, maar ze houdt maar dat opgeblazen gevoel en die misselijkheid, en boert nog steeds veel. Dat kan toch niet allemaal van die trage darmen komen?

De anamnese blijkt geen nieuwe aanknopingspunten op te leveren en ook het buikonderzoek brengt geen afwijkingen aan het licht.

Weet u nu voldoende?

U gaat het hele verhaal nog eens na en vindt dat er onvoldoende aanwijzingen zijn om nader onderzoek van maag/slokdarm, pancreas of galblaas te rechtvaardigen. Er lijkt bij mevrouw Andriessen nog steeds sprake te zijn van functionele bovenbuikklachten, dus klachten zonder duidelijk organisch substraat. Nader onderzoek levert in zo'n geval eigenlijk nooit aanknopingspunten op voor het verdere beleid en is derhalve niet zinvol.

Aspecifieke maagklachten; pathofysiologische achtergrond

Naar de achtergrond van functionele maagklachten is veel onderzoek verricht. Velen denken dat klachten samenhangen met een motiliteitsstoornis van de maag. In het laboratorium is veel onderzoek gedaan naar bewegingspatronen van maag en slokdarm. Dit heeft wel geleid tot opvallende observaties bij patiënten met maagklachten, maar de klinische consequenties zijn nog niet duidelijk (zie het kader).

Hoewel er dus aanwijzingen zijn dat de motiliteit van maag en darm bij veel patiënten met functionele maagklachten vertraagd is, is tot op heden geen eenduidige pathofysiologische verklaring gevonden.

Lang is ook gedacht dat de zuurgraad een rol zou spelen in de genese van de klachten. De zuurproductie in de maag van patiënten met functionele klachten blijkt echter niet verhoogd of verlaagd ten opzichte van patiënten zonder klachten.

Er zijn aanwijzingen dat patiënten met functionele maagklachten een verlaagde gastro-intestinale pijndrempel hebben. Functionele maagklachten zouden volgens die hypothese vooral worden veroorzaakt door een verhoogde gevoeligheid van de patiënt voor intestinale pijnprikkels. Er wordt zelfs gesproken van een 'hersen-darm-as', een directe verbinding tussen cerebrale centra en de gastro-intestinale motoriek. Er is onderzoek gaande om deze perceptie medicamenteus te beïnvloeden.

Ook aan infectieuze oorzaken is gedacht: zo werd een infectie met *H. pylori* door velen als een van de oorzaken van functionele maagklachten gezien. Tot op heden is daar echter geen bewijs voor: *H. pylori*-infectie

---

Onderzoek naar bewegingspatronen van maag en slokdarm

Bij scintigrafisch onderzoek met een radioactief gelabelde standaard testmaaltijd (bijvoorbeeld twee gebakken eieren met spek) bleek de helft van de patiënten met functionele maagklachten een vertraagde maagontlediging te hebben, veel meer dan gezonde testpersonen. Bij drukmetingen in de maag bleek vaak sprake van een hypomotiliteit in het antrum van de maag. Bij experimentele gasinfusie in de maag, waarbij het maagvolume kunstmatig werd vergroot, bleek de uitwas van gas weliswaar vaak vertraagd, maar slaagde men er niet in met de maagextensie ook klachten op te wekken. Daaruit blijkt dat de relatie tussen motiliteitsproblemen en maagklachten niet zo eenduidig is. Met prokinetica (zoals cisapride en domperidon) bleek het weliswaar mogelijk de vertraagde maagontlediging te versnellen, maar dit leidt weer niet altijd tot het verdwijnen van de klachten. Daarbij is mogelijk niet alleen de maag, maar het hele maag-darm-stelsel bij de klachten betrokken: ook het opblazen van een ballon in het colon blijkt maagklachten te kunnen veroorzaken. Sommigen spreken daarom van 'cologene' maagklachten.

---

komt niet meer voor onder patiënten met functionele maagklachten dan onder symptoomvrije personen, en bovendien leidt behandeling van de bacterie niet tot klachtenverbetering.

Wat is de rol van psychische factoren?

Uitgebreid is gezocht naar de rol van psychische factoren bij maag-klachten. Bij patiënten met maagklachten komen weliswaar meer depressie en stress voor, maar dat is niet specifiek voor maagklachten met of zonder een organische achtergrond. Bovendien blijken maagpa-tiënten geen bijzondere persoonlijkheidsstructuur te hebben, noch meer bloot te hebben gestaan aan *major life events*. Psychotherapie bij maagklachten leek in eerste instantie effectief, maar bij nadere analyse niet effectiever dan een regelmatig bezoek aan de dokter.

De prognose van maagklachten blijkt echter wel bepaald te worden door psychosociale factoren en stress: na een jaar is driekwart van de patiënten met aspecifieke maagklachten weer klachtenvrij. De groep die langdurig klachten houdt, heeft meer last van psychische stress.

Differentieel diagnostische overwegingen

Uiteraard wordt bij verder diagnostisch onderzoek van patiënten met functionele bovenbuikklachten nog bij een klein deel een verklaring voor de klachten gevonden. Meestal wordt dan de diagnose prikkelbaredarmsyndroom (PDS) gesteld. Slechts zelden blijkt er sprake van zeldzame ziektebeelden, waarbij de maagklachten niet op de voorgrond staan.

De belangrijkste differentieel diagnostische overweging bij misselijkheid en een opgeblazen gevoel is het PDS. Er bestaat waarschijnlijk een overlap tussen functionele maagklachten en de klachten bij het PDS. Het blijkt dat meer dan de helft van de patiënten met PDS ook perioden met maagklachten heeft en dat omgekeerd 10 tot 15% van de patiënten met functionele maagklachten ook PDS-klachten heeft. Sommigen spreken in dit kader van het *verstopte-regenpijpsyndroom* en zien de bovenste en onderste tractus digestivus als een continuüm, waarbij verstopping in het onderste traject tot klachten in het bovenste deel van het spijsverteringsstelsel leidt. Bij een aantal patiënten zouden laxantia dus ook de maagklachten doen verdwijnen.

Daarnaast zijn er talrijke andere differentieel diagnostische overwegingen bij aspecifieke maagklachten. In de bovenbuik betreft dit in het bijzonder het ulcuslijden (meestal met pijn rond de maaltijd), refluxziekte (brandend maagzuur als primaire klacht, maar vaak misselijkheid als nevenprobleem) en chronische pancreatitis. Bij galsteenlijden staat naast misselijkheid meestal koliekpijn op de voorgrond.

Ook chirurgische ingrepen aan de maag en de twaalfvingerige darm (bijvoorbeeld de vagotomie en de Roux-en-Y-lis) kunnen tot aspecifieke maagklachten aanleiding geven. Een opgeblazen gevoel kan samen met een veranderd defecatiepatroon vooral bij ouderen een eerste signaal zijn van een maligniteit in het colon. Ook anorexia nervosa kan zich presenteren met misselijkheid en een vol gevoel als eerste symptomen.

Bacteriële overgroei kan een verklaring zijn voor de klachten. Bij patiënten met diabetes mellitus kan een autonome neuropathie optreden met secundaire maagmotiliteitsproblemen (de zogenoemde diabetische gastropathie).

Ten slotte is het verstandig om vooral bij oudere patiënten het medicatieoverzicht na te lopen: vooral morfinepreparaten en parasympathicolytica, maar ook digoxine, theofylline en β-mimetica kunnen tot misselijkheid en een opgeblazen gevoel aanleiding geven.

Vervolg casus   *U herhaalt uw adviezen uit het vorige consult ten aanzien van regelmatige voeding, voldoende lichaamsbeweging en wijst nog eens op het belang van een regelmatige ontlasting. U spreekt met haar de eventuele belemmeringen voor het opvolgen van de adviezen door. Tevens staat u nog eens uitgebreid stil bij haar levensstijl en de eventuele rol van stress in haar klachtbeleving. In een poging de klachten op korte termijn wat te verlichten schrijft u haar voor twee weken domperidon voor, in een dosering van 3 dd 10 mg. U geeft ook aan dat het vaak een tijdje kan duren voor de klachten weer afnemen en verdwijnen.*

Zou ze hiermee uit de voeten kunnen?

U hoopt dat mevrouw Andriessen nu voldoende in handen heeft om zelf met haar klachten aan de slag te gaan. Of de domperidon nu veel zal doen is de vraag, maar wellicht geeft het een afname van de misselijkheid. Veel andere therapeutische opties lijken er niet te zijn en voorzover u weet is de prognose uiteindelijk gunstig.

Beleid bij aspecifieke maagklachten

Als er aanwijzingen voor ulcus- of refluxziekten zijn, of als er sprake is van een langer bestaand of alarmerend klachtenpatroon, dan is een duodenoscopie aangewezen.

In de meeste gevallen kan echter langere tijd (bijvoorbeeld drie maanden) worden afgewacht en is geruststelling met dieet- en leefstijladviezen in eerste instantie voldoende. De prognose van aspecifieke maagklachten blijkt in de praktijk gunstig: na een jaar is het merendeel van de patiënten klachtenvrij, onafhankelijk van het handelen van de huisarts.

In de therapeutische benadering staan in eerste instantie uitleg over de achtergrond van de klacht en geruststelling op de voorgrond. Aandacht voor leefstijl en stress is op zijn plaats. Er kan worden gewezen op het belang van een regelmatig voedingspatroon, vezelrijke voeding, voldoende vocht en lichaamsbeweging. Hiermee kan veelal worden volstaan.

Hebben deze adviezen geen effect of zijn de klachten ernstiger, dan kan medicamenteuze ondersteuning worden overwogen. Hierbij is het belangrijk vast te stellen dat het placebo-effect, zoals bij veel functionele klachten, een orde van grootte van 50 tot 60% heeft. De toegevoegde waarde van gerichte farmacotherapie, zowel zuurremmende medicatie als prokinetica is zeer beperkt en de verschillen tussen beide behandelingen zijn klein.

Prokinetica hebben een maag-darmmotoriekstimulerend effect. Domperidon in een dosering van 3 dd 10-20 mg is eerste keuze bij patiënten met aspecifieke maagklachten. Metoclopramide, een centraal werkzame dopamineantagonist, en cisapride worden vanwege de centrale en cardiale bijwerkingen weinig meer toegepast.

Er zijn aanwijzingen dat psychologische interventies (gedragstherapie, ontspanningstherapie en zelfs hypnose) effectief zijn bij functionele maagklachten, zoals dat ook is aangetoond voor andere functionele buikklachten. Er zijn nog te weinig goed uitgevoerde studies om een structureel advies te onderbouwen.

Is aanvullend onderzoek nodig?

Aanvullend onderzoek speelt een beperkte rol bij aspecifieke maagklachten en dient alleen overwogen te worden als de klachten langdurig blijven bestaan, als ze zeer regelmatig terugkeren of als er toch aanwijzingen zijn voor oesophagitis of ulcusziekte. Meestal zal endoscopie dan het onderzoek van eerste keus zijn.

Uit een meta-analyse van de resultaten van 24 klinische trials naar het farmacotherapeutisch effect van deze middelen bleek dat zowel domperidon als cisapride boven op een placebo-effect van 50% nog een significante additionele verbetering van aspecifieke maagklachten gaven, in de orde van grootte van 10 tot 20 %. De effectiviteit van zuurremmende middelen bij aspecifieke maagklachten bleek in genoemde meta-analyse niet veel groter dan het placebo-effect. Bij behandeling van meer dan vijfhonderd patiënten met functionele maagklachten in de eerste lijn met zuurremming dan wel prokinetica bleek na vier weken 70 respectievelijk 60% van de patiënten succesvol behandeld. Er was geen verschil in effectiviteit tussen beide behandelingen op lange termijn: na vier maanden waren de klachten bij 40% van de patiënten in beide groepen verdwenen.

Bij vermoeden op galblaaslijden zal echografie moeten worden overwogen, eventueel kan ook biochemisch onderzoek worden toegevoegd. Een coloninloopfoto zal vooral plaatsvinden bij verdenking op een neoplasma. De diagnose PDS kan in principe op anamnestische gronden worden gesteld en aanvullend onderzoek is alleen noodzakelijk bij twijfel aan de diagnose PDS, dat wil zeggen als er sprake is van aanwijzingen voor het bestaan van organische pathologie.

Onderzoek gericht op het aantonen van een gestoorde motiliteit in de bovenbuik is vooralsnog weinig zinvol. Interpretatie is moeilijk door de onduidelijke relatie met de klachten. Hierdoor hebben de bevindingen geen verdere consequenties voor het beleid van de huisarts. Voor patiënten met langdurige persisterende klachten kan verwijzing naar de MDL-arts worden overwogen. Aanvullend functieonderzoek kan soms meer duidelijkheid geven.

Speelt H. pylori nog een rol?

H. pylori-infectie lijkt geen rol te spelen bij functionele maagklachten; de bacterie komt niet meer voor in deze patiëntengroep dan bij anderen zonder maagklachten. Diagnostiek gericht op H. pylori draagt bij aspecifieke maagklachten weinig bij aan het beleid. Zelfs indien de bacterie wordt aangetroffen, zal bij de meeste patiënten de behandeling ervan niet leiden tot verdwijning van de klachten.

Natuurlijk geldt ook hier dat er andere legitieme redenen kunnen zijn om aanvullende diagnostiek te doen plaatsvinden of om de patiënt naar de MDL-arts te verwijzen: onevenredig grote angst voor een kwaadaardige ziekte, onvoldoende reactie op therapie, chirurgische voorgeschiedenis, comorbiditeit, enzovoort.

Epiloog

Vier maanden later ziet u mevrouw Andriessen op het spreekuur in verband met een sportblessure. Terloops informeert u naar haar maagklachten. Deze blijken geheel verdwenen te zijn. Zelf denkt ze dat het allemaal samenhing met de drukte op haar werk. Ze had veel last van de druk van deadlines op de redactie van het weekblad waar ze werkte. Uiteindelijk heeft ze haar conclusies getrokken en een baan wat meer in de luwte gevonden. Ze werkt nu bij een uitgeverij, en met de stress zijn ook haar maagklachten verdwenen.

Literatuur

Fisher RS, Parkman HP. Management of non ulcer dyspepsia. N Engl J Med 1998;339(19):1376-81.

Friedman LS. Helicobacter pylori and non ulcer dyspepsia. N Engl J Med 1998;24:1928-30.

Moayyedi P, Soo S, Deeks J, et al. Eradication of Helicobacter pylori for non-ulcer dyspepsia (Cochrane Review). In: The Cochrane Library, Issue 4, 2001. Oxford: Update Software.

Numans ME, Wit NJ de, Geerdes RHM, et al. NHG-standaard Maagklachten, eerste herziening. Huisarts Wet 1996;39(12):565-77.

Quartero AO, Numans ME, Post MW, Melker RA de, Wit NJ de. One-year prognosis of primary care dyspepsia: predictive value of symptom pattern, Helicobacter pylori and gp management. Eur J Gastroenterol Hepatol 2002;14(1):55-60.

Richter JE. Dyspepsia: unknown causes and differential characteristics from functional dyspepsia. Scand J Gastroenterol 1991;26(suppl82):11.

Soo S, Moayyedi P, Deeks J, Delaney B, Lewis M, Forman D. Psychological interventions for non-ulcer dyspepsia (Cochrane Review). In: The Cochrane Library, Issue 4, 2001. Oxford: Update Software.

Soo S, Moayyedi P, Deeks J, et al. Pharmacological interventions for non-ulcer dyspepsia (Cochrane Review). In: The Cochrane Library, Issue 4, 2001. Oxford: Update Software.

Talley NJ, Philips SF. Non-ulcer dyspepsia; potential causes and pathofysiology. Ann Int Med 1988;108:865-79.

Talley NJ, Piper DW. Major life event stress and dyspepsia of unknown cause; a case control study. Gut 1986;27:127-34.

5   *Galaanvallen? Cholelithiasis*

Casus

Mevrouw De Vries (58) komt op dinsdagmiddag op uw spreekuur. Ze heeft sinds een paar weken, tijdens het eten een vervelend gevoel in de bovenbuik. Er zijn geen echte pijnklachten, wel misselijkheid, en soms brandend maagzuur, maar dat is vooral 's nachts.

Het echtpaar De Vries zit al jaren in de praktijk. U ziet mevrouw heel geregeld, met allerlei wisselende klachten. Vaak lopen de consulten door de diversiteit uit de hand. U spreekt daarom met mevrouw De Vries af om dit consult geheel te wijden aan de bovenbuikklachten.

Bij navraag heeft ze vooral last van de misselijkheid. Ze houdt erg van lekker eten (haar overgewicht is een van haar chronische problemen), maar ze is haar eetlust kwijt. Soms heeft ze vage pijn in de rechter bovenbuik, het zijn geen kram-pen. Ze heeft veel last van winderigheid. De ontlasting is regelmatig, ze heeft niets vreemd aan de feces bemerkt. Ze gebruikt geen NSAID, alleen maar een bètablokker voor de bloeddruk en simvastatine voor een verhoogd cholesterol. Ze gebruikt geen alcohol, weinig koffie en rookt niet. Zelf heeft ze geen verband met de voeding ontdekt. Ze is erg ongerust over een mogelijke kwaadaardige oorzaak. Tenslotte had haar moeder ook altijd maagklachten, en die is uiteindelijk aan kanker overleden.

Bij lichamelijk onderzoek vindt u de bekende adipositas, die maakt dat de buik nauwelijks te onderzoeken is. Lever en milt lijken percutoir niet vergroot en er is normale peristaltiek. Palpatie is niet betrouwbaar.

In het afgelopen jaar heeft ze u al een aantal malen geconsulteerd met dit soort klachten. Een half jaar geleden heeft u een gastroscopie laten verrichten om maag- en slokdarmafwijkingen uit te sluiten. Daarbij werden afgezien van een lichte gastritis geen afwijkingen gevonden. Op de omeprazol die ze toen kreeg, zijn de klachten tijdelijk verdwenen.

U besluit nu de diagnostiek uit te breiden en vraagt bloedonderzoek en echo-grafie van de bovenbuik aan. Tevens geeft u haar een recept mee voor omeprazol, voor de eerste dagen.

Vijf dagen later heeft u de uitslagen binnen. Het bloedbeeld laat een normale bezinking zien, met normaal GGT en amylase en een minimaal verhoogd ASAT. Bij het echografisch onderzoek wordt een galblaas vol met stenen gevonden. De ductus choledochus is normaal van diameter, de galblaas is niet gestuwd en de wand ziet er normaal uit. Ook aan pancreas, nieren en aorta zijn geen afwij-kingen geconstateerd.

Zijn hiermee haar klachten verklaard?

U vraagt zich af of u hiermee nu ook de verklaring voor haar klachten heeft gevonden. Galstenen komen heel veel voor, zo herinnert u zich van de laatste nascholing buikklachten, maar worden vooral als toevalsbevinding gevonden. Bij symptomatische galstenen zou er toch in ieder geval sprake moeten zijn van ontsteking of obstructie. Dat is bij haar niet het geval – zou mevrouw De Vries nu gebaat zijn bij het verwijderen van die galstenen?

Epidemiologie en pathofysiologie van galsteenlijden

De kans op het krijgen van galstenen is afhankelijk van de galsamenstelling, de neiging tot kristalvorming en galblaasmotiliteit. De incidentie van galstenen bij Nederlandse volwassenen ligt tussen de 10 en 15%. De frequentie van galsteenlijden neemt met de leeftijd toe, de presentatie begint vooral vanaf het vierde decennium. Bij bejaarden kan deze kans oplopen tot 30%.

De incidentie van galblaasklachten (stenen en ontsteking) in de verschillende huisartsenregistraties varieert tussen 1,3 en 2,4 per duizend patiënten per jaar, dat betekent tussen de drie en zeven nieuwe patiënten met galblaasklachten per praktijk per jaar.

Door de hoge incidentie van galsteenlijden kan men in de westerse wereld bijna spreken van een volksziekte. Wereldwijd varieert de incidentie van galstenen sterk; zo is deze in Chili meer dan tweemaal zo hoog als in de rest van de wereld, en treft men bij andere bevolkingsgroepen, zoals bij de Masai in Afrika, geen galstenen aan.

Galstenen worden minstens tweemaal zo vaak bij vrouwen gezien. Dit is wellicht het gevolg van oestrogenen (zowel endogeen als exogeen). Die kunnen namelijk leiden tot hypersecretie van cholesterol in de gal, waardoor oververzadiging kan optreden. Bovendien hebben ze een ongunstig effect op de galblaasmotiliteit.

Zonder kristalvorming in de gal treedt er geen steenvorming op. Deze kristalvorming is het gevolg van een teveel aan promotoren of een tekort aan inhibitoren van kristalvorming. Wanneer de gal relatief te weinig galzuren bevat, wordt ze lithogeen en kan cholesterol in kristalvorm neerslaan. Allerlei factoren kunnen deze kristalvorming bevorderen door als nucleus te fungeren; daarbij gaat het onder andere om mucus, celdébris, parasieten, bacteriën en vreemdlichaammateriaal, zoals stents. De galblaas fungeert als opslagplaats waar de geproduceerde gal tussen de maaltijden wordt bewaard. De galwegen hebben een transportfunctie. Het is wellicht om deze mechanische reden dat kristal- en steenvorming vooral in de galblaas zullen optreden. Na een cholecystectomie neemt de ductus choledochus de opslagfunctie op de lange duur over, zodat de kans op kristal- en steenvorming aldaar evenredig toeneemt.

Pigmentgalstenen zijn erg hard en bestaan veelal uit calciumbilirubinaat. Men treft ze aan bij 5 tot 10% van de galsteenpatiënten in de westerse wereld. Men vindt ze vaker bij patiënten met levercirrose of hemolytische anemie. De neiging tot vorming van cholesterolstenen is zeker erfelijk, er blijkt sprake van een genetische factor die de cholesteroluitscheiding in de gal stuurt.

Daarnaast is er een aantal factoren dat bijdraagt aan galsteenvorming:
– galzuurmalabsorptie, onder andere ileumresectie bij de ziekte van Crohn;
– adipositas, door toegenomen cholesterolsynthese; vooral als mensen met adipositas snel afvallen (bijvoorbeeld bariatrische chirurgie) neemt de hypersecretie toe doordat meer cholesterol in de (vet)weefsels wordt vrijgemaakt;
– cholesterolverlagende medicatie (bijvoorbeeld clofibraat), kan leiden tot hypercholesterobilia;
– diabetes mellitus, totale parenterale nutritie, vagotomie en anticholinergica door verandering van de galblaasmotiliteit;
– een dieet rijk aan onverzadigde vetzuren met verhoogde cholesterolsecretie;
– hyperlipoproteïnemie type IV.

Klachten bij galsteenlijden

Minder dan de helft van de patiënten met galstenen ondervindt hier klachten van. Uit follow-uponderzoek blijkt dat 10% van de patiënten binnen tien jaar last van de stenen krijgt. Na twintig jaar follow-up blijkt een vijfde van de patiënten symptomatisch galsteenlijden te hebben ontwikkeld. Globaal wordt dus jaarlijks 1% van de patiënten met galstenen symptomatisch.

Vaak worden stenen bij toeval gevonden tijdens echografie, een CT-scan of MRI-onderzoek van de bovenbuik. Het moge duidelijk zijn dat een dergelijke toevalsbevinding zonder klachten geen verdere analyse of behandeling behoeft.

Uit onderzoek in Huisartsregistratieprojecten blijkt dat de reden tot consultatie bij patiënten die uiteindelijk galstenen blijken te hebben, in 60% van de gevallen gegeneraliseerde of bovenbuikpijn is. Ongeveer 20% van de patiënten komt met vooral misselijkheid en/of braken. Maag- en andere bovenbuikklachten, zoals postprandiale pijn, opgeblazen gevoel, zuurbranden, ructus en vetintolerantie komen weliswaar bij 70% van de patiënten met galstenen voor, maar zijn zeker niet specifiek. Specifieker is aanvalsgewijze pijn in de bovenbuik die 15 tot 30 minuten duurt en niet gerelateerd is aan defecatie. De klacht wordt nog specifieker als de pijn rechtsom uitstraalt naar rug of schouder en er tijdens de aanval sprake is van misselijkheid of braken. Een meta-analyse van 21 gecontroleerde onderzoeken naar de relatie tussen bovenbuikklachten en de aanwezigheid van galstenen liet zien dat patiënten met galstenen weliswaar een grotere kans hebben op bovenbuikpijn (OR 2,0), maar dat deze niet specifiek rechtszijdig gelokaliseerd is. De relatie met misselijkheid is zwakker (OR 1,4). Er is geen grotere kans op zuurbranden, flatulentie of vetintolerantie.

Men neemt aan dat stenen in de ductus choledochus leiden tot frequentere en specifiekere klachten. Naar schatting krijgt 25% van de patiënten met choledochusstenen in tien jaar na de diagnose complicaties in de zin van obstructie-icterus of pancreatitis. Zo kan in deze situatie als gevolg van cholestase de urine donker verkleuren en steatorrhoea ontstaan. Bij pancreatitis ontstaat soms een sterke continue pijn, die 'borend' naar de rug uitstraalt.

Laboratorium-diagnostiek bij verdenking op galsteenlijden

Galstenen komen dus frequent voor, maar alleen de complicaties ervan geven klachten. De verdenking op symptomatisch galsteenlijden komt toch vooral voort uit anamnese en lichamelijk onderzoek. Bij vermoeden op infectieuze, dan wel obstructieverschijnselen zal ook het laboratoriumonderzoek belangrijke aanvullende informatie leveren.

Bij een cholecystitis en andere complicaties, zoals pancreatitis en cholangitis, is het aantal *leukocyten* vaak verhoogd. Indien de *bezinking* verhoogd is, bestaat de cholecystitis al langere tijd en is vaak infiltraatvorming opgetreden. Als er verdenking is op choledochusstenen, kan men aanvullend laboratoriumonderzoek doen. In de meeste gevallen kan men volstaan met het bepalen van GGT, alkalisch fosfatase, ALAT, bilirubine en amylase. Het GGT, alkalische fosfatase en bilirubine kunnen een eventuele cholestase bevestigen. Met het ALAT kan men beter differentiëren tussen intra- en extrahepatische icterus. Het amylase in bloed of urine vormt een gevoelige parameter voor de aanwezigheid van een pancreatitis. Soms wordt het amylase vervangen door lipase, dat op zich specifieker is (speekselklieren produceren ook amylase), maar vaak ook door andere oorzaken vals-positief verhoogd is.

Beeldvormende diagnostiek bij verdenking op galsteenlijden

Bij verdenking op symptomatisch galsteenlijden is echografie het onderzoek van keuze. Voor galblaasstenen loopt de sensitiviteit op tot 95%, de specificiteit varieert van 94 tot 98%. Voor choledocholithiasis (galsteen in de ductus choledochus) ligt dit beduidend lager. Wel kan met echografie een eventuele verwijding van de ductus choledochus worden aangetoond als gevolg van de cholestase door een ingeklemde steen. Deze dilatatie (die niet altijd optreedt bij steeninklemming!) wordt vaak pas na 24 tot 48 uur gezien. Door de hoge sensitiviteit en de

De ERCP wordt meestal in buikligging met röntgendoorlichting gedaan. De patiënt dient nuchter te zijn en bloedverdunnende medicatie moet tijdig gestopt zijn of gecoupeerd. Door het toedienen van midazolam, al dan niet in combinatie met morfine en droperidol, wordt de patiënt(e) adequaat gesedeerd, zodat het onderzoek niet bewust wordt meegemaakt. Voor het onderzoek wordt een opzij kijkend optiek gebruikt, zodat het papilcomplex goed in beeld komt. Met behulp van een canule die door de endoscoop wordt ingebracht, kunnen zowel de ductus choledochus als pancreaticus worden opgespoten met contrastvloeistof en kunnen röntgenopnamen worden gemaakt. Nadat de diagnose is gesteld, kan men in dezelfde sessie doorgaan met de behandeling, die varieert van papillotomie en steenverwijdering, tot drainage met nasobiliaire drain of endoprothese. In de meeste gevallen wordt de patiënt (mede gezien de sedatie) na een korte observatieperiode de volgende dag weer ontslagen uit het ziekenhuis.

geringe patiëntbelasting van het echografisch onderzoek worden andere röntgenonderzoeken, zoals de buikoverzichtsfoto en de orale galblaasfoto, niet voor deze indicatie meer gebruikt.

Bij verdenking op choledocholithiasis is de ERCP (endoscopische retrograde cholangiografie en pancreaticografie) het meest geschikte onderzoek.

Tijdens dit onderzoek kan namelijk tevens een papillotomie worden uitgevoerd, waarmee de aangetoonde choledochusstenen in de meeste gevallen direct kunnen worden verwijderd. Indien dit tijdig gebeurt kan een levensbedreigende cholangitis worden voorkomen. Een ERCP kan na overleg worden aangevraagd bij de internist of MDL-arts.

Vervolg casus

U bespreekt de bevindingen telefonisch met mevrouw De Vries. De omeprazol heeft haar goed geholpen, de klachten zijn vrijwel weg. Het zal dus toch wel van de maag komen, denkt ze zelf. Haar moeder en een tante hadden ook galstenen, maar die hadden er echt galaanvallen van.

U besluit ook dat er geen duidelijk verband is tussen de klachten van mevrouw De Vries en haar galstenen, en raadt haar aan de omeprazol nog twee weken lang door te slikken en bij recidiefklachten weer contact op te nemen. Het minimaal verhoogde ASAT wijt u aan het gebruik van de simvastatine.

Vier maanden later vind u op maandagochtend een verslag van de weekendwaarnemer. Hij was twee nachten daarvoor bij mevrouw De Vries geweest in verband met heftige bovenbuikpijnklachten. Op verdenking van nier- dan wel galsteenkoliek had hij haar diclofenac 75 mg i.m. gespoten. Daarop waren de klachten minder geworden. Hij had een recept voor zetpillen achtergelaten en doorgegeven dat de eigen huisarts de volgende dag nog even contact op zou nemen.

Aan het begin van de middag maakt u een huisvisite bij het echtpaar De Vries. De pijn blijkt niet geheel weg te zijn gegaan en kwam na een aantal uren toch weer terug. Het betreft een krampende pijn die vanuit epigastrio over rechts naar de rug trekt. Ze is er ook wat misselijk bij, maar braakt niet. Er is geen temperatuurverhoging, wel was de urine wat donker van kleur.

Bij lichamelijk onderzoek vindt u een normale peristaltiek, geen weerstanden, ook niet in de rechter bovenbuik. Ze lijkt licht icterisch.

Hoe nu verder?

Gezien de klachten en de icterus vermoedt u dat er sprake is van een persisterende galsteenkoliek. Ze heeft geen koorts, dus waarschijnlijk is er geen cholecystitis. Gezien het feit dat de klachten nu toch al drie dagen in wisselende mate aanhouden, moet er wel iets gebeuren. U vraagt zich af wat nu het meest efficiënt is: direct naar de chirurg verwijzen voor een cholecystectomie? Of zou ze ook gebaat kunnen zijn bij een ERCP? Na overleg met de MDL-arts verwijst u mevrouw De Vries dezelfde dag nog naar het ziekenhuis voor een ERCP.

Complicaties van galsteenlijden

Door vroegtijdige herkenning van symptomatisch galsteenlijden, door zowel patiënt als huisarts, kunnen ernstige complicaties tijdig worden voorkomen. De meeste voorkomende complicaties van galsteenlijden zijn:
1 choledocholithiasis en icterus;
2 cholecystitis en cholangitis;
3 galsteenileus;
4 biliaire pancreatitis;
5 hemobilie.

Choledocholithiasis kan bij persisterende obstructie leiden tot icterus. Voordat de icterus optreedt, is er meestal sprake van krampende bovenbuikpijn, al dan niet gerelateerd aan (vet) eten. Een enkele keer presenteert de patiënt zich met stille icterus.

Bij alle bovenstaande complicaties is er een verhoogde kans op het ontwikkelen van een *cholecystitis* (galblaasontsteking) of *cholangitis* (galwegontsteking). Vooral in het laatste geval is er sprake van een zeer ernstig, septisch ziektebeeld. Indien er bij verdenking op galsteenlijden sprake is van koorts, koude rillingen of peritoneale prikkeling is het belangrijk dat de patiënt met voorrang wordt doorverwezen naar het ziekenhuis. Indien er sprake is van icterus (en dus choledochusobstructie), zal eerst een ERCP moeten worden verricht en kan men de patiënt daarom beter direct doorverwijzen naar de MDL-arts, in plaats van naar de chirurg of algemeen internist, zodat *docter's delay* binnen het ziekenhuis wordt voorkomen. Als er geen verdenking is op choledocholithiasis, kan direct naar de chirurg worden doorverwezen voor cholecystectomie.

Soms wordt een choledochussteen spontaan door de papil van Vater in het duodenum geloosd. De patiënt heeft dan meestal het klinische beeld van galsteenlijden met leverenzymstoornissen. Na een forse koliek ziet men een spontane verbetering van het klinische beeld. Ook kan een galsteen vanuit galblaas of ductus choledochus door ontsteking via fistelvorming naar het duodenum passeren. Dit betreft meestal de grotere stenen die de ductus cysticus of de papil van Vater niet kunnen passeren. Juist deze grote stenen (diameter meer dan 2,5 cm) kunnen de oorzaak zijn van de zeldzaam voorkomende *galsteenileus*.

Als een galsteen ingeklemd raakt in de papil van Vater, kan ook de afvloed van pancreassappen uit de ductus pancreaticus worden geblokkeerd. Door stase van de pancreassappen en drukverhoging in de ductus pancreaticus kan pancreatitis ontstaan, ook wel *biliaire pancreatitis* genoemd. Deze pancreatitis kan mild zijn, maar kan ook de vorm aannemen van een ernstige hemorragische pancreatitis (mortaliteit van 40 tot 50%). Het klinische beeld omvat een zieke patiënt die al eerder enkele koliekpijnen in de bovenbuik heeft gehad. De pijn bij de pancreatitis is meestal continu, heftiger en straalt 'borend' door naar de rug. Er is vaak sprake van misselijkheid en braken. Meestal is er een temperatuurverhoging zonder koude rillingen. Bij verdenking op een biliaire pancreatitis moet er met spoed een ERCP plaatsvinden. De ingeklemde steen kan dan na papillotomie direct worden verwijderd om een hemorragische pancreatitis te voorkomen of te behandelen.

In zeldzame gevallen kan bij cholelithiasis *hemobilie* optreden: een bloeding in de galwegen ten gevolge van mechanische beschadiging van de wand. Bloedverdunnende medicatie kan hierbij een risicofactor zijn. De klassieke trias bij hemobilie is: pijn in de rechter bovenbuik, bloeding in de tractus digestivus en icterus.

Medicamenteuze behandeling van galsteenkolieken in de eerste lijn

Galsteenkolieken worden het meest adequaat bestreden met een parenteraal NSAID, bijvoorbeeld diclofenac 75 mg intramusculair of intraveneus. Na toediening via suppositorium treedt de werking later in. Een alternatief is pijnstilling door middel van een spasmolyticum, butylscopolamine 20 mg i.m. of i.v. Toediening van de combinatie van morfine met atropine blijkt in de praktijk ook goed als pijnstiller werkzaam. Omdat morfine juist een spasme kan geven van de sfincter van Oddi, dient atropine te worden bijgevoegd en is deze combinatie geen eerste keus.

Beeldvormende diagnostiek in de tweede lijn

In de meeste gevallen van verwijzing door de huisarts is al echografisch onderzoek gedaan. Voor het aantonen van choledocholithiasis zijn de ERCP en MRI, ook wel MRCP (magnetic resonance cholangiografie en pancreaticografie) genoemd, de meest geschikte onderzoeken.

De MRCP is een indirect diagnostisch onderzoek van de ductus choledochus en pancreaticus. De sensitiviteit en specificiteit nemen met de ontwikkeling van steeds gevoeliger apparatuur verder toe en evenaren bijna de kwaliteit van de diagnostische ERCP. Bij de ERCP kan echter naast diagnostiek ook direct een therapeutische ingreep plaatsvinden om de aangetoonde choledochusobstructie op te heffen. Met de komst van de ERCP en MRCP is er vrijwel geen indicatie meer voor de PTC (percutane transhepatische cholangiografie). Dit onderzoek wordt gereserveerd voor patiënten met een maligne stenose in de galwegen die tijdens ERCP niet te passeren is. Bij een PTC kan de radioloog een afbeelding maken van de galwegen en trachten de stenose van bovenaf te passeren. Indien de stenose gepasseerd is, kan de radioloog aansluitend percutaan een endoprothese of een percutane drain voor galafvloed plaatsen.

Behandeling van galsteenkolieken in de tweede lijn

De behandeling van galsteenkolieken is gericht op pijnbestrijding, en het voorkomen van recidiefklachten en complicaties. Waar diclofenac in de eerste lijn het middel van keuze is voor de pijnbestrijding, wordt in de tweede lijn vaker gekozen voor pijnbestrijding met spasmolytica via continue infusie. De reden hiervoor is dat er meestal een papillotomie of cholecystectomie moet worden verricht en diclofenac als NSAID een verlengde bloedingstijd geeft, waardoor na de papillotomie een bloeding kan optreden.

Als er sprake is van koliekpijn bij choledocholithiasis, zal in de meeste gevallen worden gekozen voor een spoed-ERCP met papillotomie en steenverwijdering, een zeer dankbare ingreep met direct resultaat. Bovendien kunnen een dreigende cholangitis en/of pancreatitis worden voorkomen.

Indien de steen in de choledochus te groot is om hem direct via de papillotomieopening te verwijderen, wordt een poging gedaan om hem in de choledochus tijdens dezelfde sessie te verbrijzelen, zodat de steen alsnog in brokstukken naar het duodenum kan worden getransporteerd, waarna hij het lichaam met de feces kan verlaten.

Indien deze procedure niet lukt, kan men overgaan tot ESWL (*extracorporal shock-wave lithotripsy*). Aanvankelijk werd deze methode analoog aan de vergruizing van nierstenen gebruikt voor het vergruizen van galblaasstenen. In de medische literatuur werd aanvankelijk lovend gesproken over deze behandeling. Al snel bleek dat de therapie alleen goed werkte bij slanke patiënten met slechts enkele stenen. Verder was het belangrijk dat de galblaas goed functioneerde en dat de stenen een hoog cholesterolgehalte hadden. Op grond van deze strenge selectiecriteria, de hoge kosten voor aanschaf, de hoge recidiefkans en de komst van de laparoscopische cholecystectomie is deze behandeling voor galblaasstenen snel in diskrediet geraakt. Bij grote choledochusstenen die tijdens ERCP en papillotomie niet direct te verwijderen zijn, kan ESWL soms een goede aanvulling zijn. In de meeste gevallen wordt door de MDL-arts een nasobiliaire drain achtergelaten, zodat men de choledochus tijdens ESWL kan opspuiten met contrast, waardoor de steen beter kan worden gevisualiseerd en men beter kan richten. Via de nasobiliaire drain kunnen de galwegen tevens worden gespoeld om de galsteenfragmenten te verwijderen. Soms is een tweede ERCP nodig om grote brokstukken te verwijderen.

Het behandelen van niet endoscopisch te verwijderen choledochusstenen met endoprothese wint steeds meer terrein. Langs de choledochusste(e)n(en) wordt een endoprothese ingebracht, die voorkomt dat de steen uitzakt naar de papil van Vater. Hierdoor is een goede galafvloed gewaarborgd. Omdat de endoprothese als wig functioneert loopt de gal ook langs de endoprothese naar het duodenum. Verstopping leidt daardoor niet tot cholangitis, zoals we zien bij een verstopte endoprothese door een maligne stenose. Dit is waarschijnlijk de reden waardoor de langetermijnresultaten zo gunstig zijn.

Bij patiënten met choledochusstenen zal vaak primair een ERCP met papillotomie worden gedaan. Voorheen ging men ervan uit dat deze choledochusstenen uit de galblaas afkomstig waren en dat in tweede instantie een cholecystectomie moest volgen. Inmiddels zijn fraaie follow-upstudies voorhanden die de noodzaak van aansluitende cholecystectomie in twijfel trekken. Cholecystitis of recidiverende choledochusstenen werden bij een follow-up van ruim zeven jaar respectievelijk bij minder dan 10% van de patiënten gezien. Deze complicaties werden tijdig onderkend en konden goed worden behandeld. Derhalve kan men vooral bij oudere patiënten (boven de zeventig jaar) na papillotomie een afwachtend beleid voeren. Het langdurig bestaan van cholecystolithiasis blijkt een iets grotere kans op het ontwikkelen van het – zeldzame – galblaascarcinoom te geven (zie beneden). Mede om deze reden is er bij jongere patiënten (onder de zestig jaar), met een cumulatieve kans op recidiefkolieken en een geringe kans op complicaties van de ingreep, *wel* reden tot electieve chirurgische verwijdering van de stenen.

Medicamenteuze behandeling van galstenen

Resteert nog de medicamenteuze behandeling van galstenen, het zogenaamde oplossen. Een belangrijke observatie uit het dierenrijk, namelijk het feit dat beren ondanks hun winterslaap vrijwel nooit galstenen ontwikkelen, leidde tot de ontdekking van het belang van de galzuren chenodesoxycholzuur en ursodesoxycholzuur. Inmiddels is gebleken dat deze galzuren kleine cholesterolhoudende galstenen geheel kunnen oplossen. Het belangrijkste effect is een verbetering van de lithogene index van de gal. Er wordt relatief minder cholesterol uitgescheiden. De therapie moet lang worden voortgezet. Bovendien moet er sprake zijn van kleine cholesterolstenen, bij een goed functionerende galblaas. De therapie is erg duur en heeft slechts effect bij 33% van de patiënten die aan de criteria voldoen. Na het stoppen van de medicatie treedt snel recidief op. Het is om deze reden dat de galzuren vooral voor andere indicaties worden gebruikt (bijvoorbeeld bij primaire biliaire cirrose of primaire scleroserende cholangitis).

Vervolg casus

Twee weken later heeft mevrouw De Vries weer een afspraak gemaakt op uw spreekuur. Ze komt vertellen hoe het haar sinds de opname is vergaan.

Het onderzoek zelf was haar erg meegevallen. Ze had wat kalmerends gekregen en er niets van gevoeld. Van de MDL-arts begreep ze later dat er inderdaad een steentje vastzat in de galgang en dat het losgemaakt was door een sneetje te maken in de kringspier op de overgang van de galgang naar de darm. De pijn was daarna meteen weg en ze was blij dat ze de volgende dag weer naar huis mocht. Hij had haar nog wel verteld dat er met al die kleine steentjes in de galblaas wel een kans was dat de klachten weer terug zouden komen. Mocht dat het geval zijn, dan moest ze toch rekening houden met een galblaasoperatie.

Een half jaar later vindt u bij de visiteaanvragen een verzoek van de heer De Vries of u bij zijn vrouw wilt komen kijken. Ze heeft buikpijn, koorts en is wat geel.

Bij het huisbezoek treft u een flink zieke mevrouw De Vries. Ze heeft sinds gisteravond buikpijn en had vanochtend 38,9 °C koorts. Ze heeft vandaag twee keer overgegeven en ziet er wat grauw uit.

Bij navraag blijkt ze toch nog twee keer korte koliekaanvallen te hebben gehad, maar deze had ze zelf met diclofenaczetpillen kunnen opvangen. Deze maal gaat het echter niet over en is ze veel zieker dan de andere keren.

Bij onderzoek vindt u een gespannen buik, die in het rechter bovenkwadrant toch ook peritoneaal geprikkeld lijkt. Ze heeft wel duidelijke peristaltiek.

U besluit dat er sprake moet zijn van een cholecystitis. Mevrouw ziet erg op tegen een nieuwe opname en vraagt of 'we het niet een paar dagen nog thuis kunnen proberen?'.

Onderweg naar beneden maakt haar man nog eens zijn zorgen over zijn vrouw kenbaar. Sinds de vorige ziekenhuisopname is ze flink afgevallen en eigen-

lijk nooit meer de oude geweest. En wat ze u nooit verteld had: haar moeder is
overleden aan alvleesklierkanker. Zou dat er bij zijn vrouw ook niet achter kun-
nen zitten? U stelt hem gerust en verzekert hem dat daar bij de vorige opname
aandacht aan is besteed.

Dit keer dan wel een cholecystitis?

U vermoedt een acute cholecystitis bij bekend steenlijden en besluit haar naar de chirurg te verwijzen voor verder beleid. Waarschijnlijk zal de galblaas nu wel verwijderd worden, maar moet dat nu meteen? Meestal wordt dan toch gewacht tot de infectie weg is, misschien kan ze wel thuisblijven. In de verwijsbrief vermeldt u toch het familiair voorkomen van pancreascarcinoom, zouden de klachten daar toch niet een eerste manifestatie van kunnen zijn? Na overleg met de chirurg wordt mevrouw dezelfde dag nog opgenomen.

Beleid bij cholecystitis

Indien er geen leverenzymstoornissen zijn en de echografie geen verwijde galwegen (> 6 mm) laat zien, wordt de patiënt direct naar de chirurg verwezen om een cholecystectomie te laten uitvoeren. Bij een (dreigende) cholecystitis zal de patiënt in het algemeen op korte termijn een cholecystectomie moeten ondergaan, om verdere complicaties (perforatie, peritonitis) te voorkomen. De laparoscopische benadering van een acute cholecystitis blijkt veilig en efficiënt. De kans op complicaties of kans op conversie naar open cholecystectomie is niet groter dan in de groep met een electieve procedure. Als er sprake is van een langer bestaande cholecystitis met verhoogde bloedbezinking, hetgeen meestal duidt op infiltraatvorming, zal de operatie pas na 'afkoelen' plaatsvinden.

Operatief ingrijpen bij galsteenlijden; laparoscopisch dan wel laparotomie

De chirurgische behandeling van galsteenlijden heeft de laatste jaren grote veranderingen ondergaan. Zo is er een verschuiving opgetreden van de open chirurgie naar de laparoscopische methode en is de choledochotomie grotendeels vervangen door de ERCP met papillotomie. Het is inmiddels duidelijk dat de laparoscopische cholecystectomie voordelen heeft boven de conventionele methode. Het symptomatisch resultaat na drie en zes maanden, en de kans op complicaties blijken bij beide behandelingsmethoden gelijk. In de laparoscopische groep was de postoperatieve pijn duidelijk minder en duurde de opname korter. Daarnaast zien patiënten ook de esthetische voordelen van de laparoscopische ingreep: vijf kleine littekentjes tegenover één grote. Inmiddels is de electieve laparoscopische methode door een toename van expertise de benadering van keuze geworden.

Tegenwoordig wint de mini-cholecystectomie meer terrein. In ervaren handen evenaart deze methode de resultaten van de laparoscopische methode. Bij deze ingreep wordt slechts een subcostale incisie gemaakt van 5 cm. Ook deze ingreep heeft het voordeel van een kortere opnameduur en een sneller postoperatief herstel dan de conventionele cholecystectomie.

Galblaas-pancreas-kanker

De klachten bij symptomatische cholelithiasis vertonen overeenkomsten met die van galblaas- of pancreascarcinoom. Beide aandoeningen horen daarom ook in de differentiële diagnose van bovenbuikpijn.

Het galblaascarcinoom is een zeer zeldzame, leeftijdsafhankelijke maligniteit, die vooral bij vrouwen voorkomt en voor meer dan 90% geassocieerd is met langdurig galsteenlijden. Galblaascarcinoom heeft een incidentie van 1,8 op honderdduizend en kent een slechte prognose (vijfjaarsoverleving ongeveer 3%). Bij een galblaascarcinoom dat beperkt is tot de mucosa is de tienjaarsoverleving 50%. De slechte prognose wordt vooral bepaald door de late ontdekking en de hoge leeftijd van deze patiënten. Door het ontbreken van specifieke klachten is vroegtijdige herkenning van het galblaascarcinoom moeilijk – de meeste gevallen blijken een toevalsbevinding bij diagnostiek of na cholecystectomie. Bij symptoomloze patiënten ouder dan zestig jaar met een bij toeval gevonden poliep in de galblaas is om deze reden een electieve cholecystectomie gerechtvaardigd.

Tumoren van de galwegen en het periampullaire gebied leiden eerder tot klachten. Door de beperkte therapeutische opties en de meestal hoge leeftijd van de patiënt is de prognose ook hier ongunstig.

Indien de galblaastumor beperkt is, heeft chirurgische behandeling de voorkeur. Door de uitbreiding van de tumor en de ingewikkelde anatomie in dit gebied moet dikwijls worden gekozen voor de pancreaticoduodenectomie (operatie volgens Whipple). Radio- en chemotherapie zijn bij pancreas- en galblaascarcinoom niet effectief. Als de grootte van de tumor of de leeftijd en conditie van de patiënt een operatie niet toelaten, wordt in de meeste gevallen gekozen voor palliatieve behandeling met een endoprothese, waarmee een goede galafvloed kan worden gegarandeerd. Helaas blijken deze plastic stents door galsludgevorming regelmatig verstopt te raken (ongeveer vijf maanden met een spreiding van één week tot meer dan twee jaar). De zeer dure *expandable stent*, die een grotere diameter heeft, blijkt iets langer functioneel.

Het pancreascarcinoom is niet gerelateerd aan galstenen. Wel presenteert de patiënt met pancreascarcinoom zich vaak met 'stille' icterus. Soms is bij lichamelijk onderzoek een grote gespannen galblaas palpabel, hetgeen ook wel het Courvoisier-fenomeen wordt genoemd. De behandeling komt overeen met die van het choledochuscarcinoom (gemodificeerde Whipple-operatie), maar slechts 20% van de patiënten blijkt curatief operabel. In deze groep is de vijfjaarsoverleving 8%. De eenjaarsoverleving bij niet-geopereerde patiënten is minder dan 3%.

Epiloog

Twee weken later krijgt u een ontslagbrief van mevrouw De Vries uit het ziekenhuis. Ze is dezelfde avond nog geopereerd aan een acuut ontstoken galblaas, die met succes werd verwijderd. PA: acute ontsteking, met een deels necrotische wand, geen teken van maligniteit.

Literatuur

Avrutis O, Friedman SJ, Meshouten J, et al. Safety and success of early laparoscopic cholecystectomy for acute cholecystitis. Surg Laparosc Endosc Percutan Tech 2000;10:200-7.

Berg WN van de, Eliel M. Oncologieboek, deel 1, tumorspecifieke richtlijnen. Utrecht: Integraal Kanker Centrum Midden- Nederland, 2002.

Berger M, Velden J van de. Buikpijn en galstenen. Huisarts en Wet 2001; 44 (4): 144-7.

Bergman JJGHM, Bruno MJ, Berge van Henegouwen GP. De diagnostiek en behandeling van galsteenlijden. Ned Tijdschr Geneesk 2000;144(2):69-74.

Go PMNYHO, Erp WFM van. Onterechte twijfel aan de laparoscopische cholecystectomie. Ned Tijdschr Geneesk 1997;141:667-8.

Greenwald RA, Pereiras R Jr, Morris SJ, et al. Jaundice, choledocholithiasis, and a nondilated common duct. JAMA 1978;240:1983-4.

Knegt RJ de, Peters FT. De diagnostiek en behandeling van galsteenlijden. Ned Tijdschr Geneeskd 2000;144:959-60.

Kraag N, Thijs C, Knipschild P. Dyspepsia; how noisy are gallstones? Scand J Gastroenterol 1995;30:411-21.

Lauri A, Davidson BR, Horton R, et al. Longterm follow-up of biliairy stents for retained common bile duct stones in elderly patients. J R Coll Surg Edinb 1995;40:42-5.

McMahon AJ, Russell IT, Baxter JN, et al. Laparoscopic versus minilaparotomy cholecystectomy: a randomized trial. Lancet. 1994;343:135-8.

NIVEL MLDS. Spijsverteringsziekten onder de bevolking en in de huisartspraktijk. Utrecht: NIVEL, 1992.

Podda M, Zuin M, Battezzati PM, et al. Efficacy and safety of a combination of chenodeoxycholic acid and ursodeoxycholic acid for gallstone dissolution: a comparison with ursodeoxycholic acid alone. Gastroenterology 1989;96:222-9.

Sackmann M, Delius M, Sauerbruch T, et al. Shock-wave lithotripsy of gallbladder stones. The first 175 patients. NEJM, 1988;318:393-7.
Saito M, Tsuyuguchi T, Yamaguchi T, et al. Long-term outcome of endoscopic papillotomy for choledocholithiasis with cholecystolithiasis. Gastrointest Endosc 2000;51:540-5.
Sheth S, Bedford A, Chopra S, et al. Primary gallbladder cancer: recognition of risk factors and the role of profylactic cholecystectomy. Am J Gastroenterol 2000;95:1402-10.
Tait N, Little JM. The treatment of gallstones. BMJ 1995;311:99-105.
Terzi C, Sokmen S, Seckin S, et al. Polypoid lesions of the gallbladder: report of 100 cases with special reference to operative indications. Surgery 2000;127:622-7.

Casus

Op uw woensdagmiddagspreekuur verschijnt Cees van Houten. Hij is 32, leraar geschiedenis op de plaatselijke middelbare school en zit sinds twee jaar bij u in de praktijk. Hij vertelt dat hij nu al een aantal weken moe is, weinig eetlust heeft en bij tijd en wijle ook misselijk is. Zou het met de drukte op school kunnen samenhangen?

U vraagt naar een aantal andere symptomen, maar die zijn er eigenlijk niet: hij heeft geen koorts gehad, geen infecties, geen andere gastro-intestinale klachten en hij is niet afgevallen. De vermoeidheid uit zich vooral in het feit dat hij na zijn werk meteen op de bank belandt en daar nauwelijks meer af komt. Hij slaapt veel en is ook met sporten (hij is een fanatiek loper) niet vooruit te branden.

Hij houdt van zijn werk en het begin van het schooljaar is elk jaar weer druk. Hij was dit jaar extra goed uitgerust na een vierweekse trektocht door India en Nepal. Verder heeft hij geen financiële zorgen, hij drinkt matig alcohol, gebruikt geen drugs en rookt niet. Hij woont sinds een jaar samen met zijn vriend. Zijn voorgeschiedenis vermeldt een allergie voor grassen en katten, en een ernstig motorongeval in 1988 tijdens een vakantie in Italië. Ten gevolge van het buiktrauma liep hij een miltruptuur op, kreeg verschillende transfusies en moest een splenectomie ondergaan.

Ook het lichamelijk onderzoek helpt u weinig verder bij het vinden van een mogelijke oorzaak van zijn klachten: u vindt geen vergrote lymfeklieren, op pulmonaal en kno-gebied zijn er geen afwijkingen, en ook de buik vertoont geen bijzonderheden; lever en milt zijn niet palpabel.

U vindt al met al weinig aanwijzingen voor een somatische oorzaak van de moeheid, maar besluit in overleg met Cees om het beperkte laboratoriumonderzoek bij moeheid, dat onlangs in een werkafspraak huisarts-specialist is vastgelegd, uit te laten voeren.

Drie dagen later vraagt zijn vriend een visite aan: Cees blijkt inmiddels flink ziek te zijn, koorts te hebben en ook een aantal keren gebraakt te hebben. Bij onderzoek vindt u een duidelijke icterus. Hij heeft geen buikpijn, bij onderzoek is de lever niet vergroot of pijnlijk bij palpatie. De buik is verder soepel. Hij vertelt dat de urine wel erg donker was de laatste dagen, maar hij meende dat dat samenhing met de koorts die hij had.

De assistente heeft op uw verzoek de uitslag van het laboratoriumonderzoek opgevraagd: de bezinking 43 mm/uur, de leukocyten $15,0 \times 10^7$ of $10 \, 9$/ml, en de gammaglutamyltransferase 142 U/l. De Pfeiffer-reactie is negatief.

Wat is hier aan de hand?	Er is dus sprake van icterus, maar wat is de oorzaak ervan? Zou er sprake zijn van een obstructie? Waarschijnlijk ligt een infectieuze hepatitis meer voor de hand. Als dat het geval is, welke dan, want er zijn tegenwoordig zoveel vormen van hepatitis bekend. Zou er toch niet een andere oorzaak zijn – een andere infectie (bijvoorbeeld cytomegalie of bilharzia) of zou toch medicijngebruik (NSAID's?) de oorzaak kunnen zijn?
Epidemiologie van icterus	De termen 'icterus' en 'geelzucht' zijn in feite synoniem. In de volksmond wordt met geelzucht vooral verwezen naar de meest voorkomende oorzaak: hepatitis A.

De incidentie van leveraandoeningen in de huisartspraktijk is één per duizend patiënten per jaar, gemiddeld zijn er (prevalent) per praktijk vijf tot acht patiënten met leveraandoeningen. Geelzucht komt tegenwoordig relatief weinig voor. De incidentie van de contactreden icterus varieert van 0,3 tot 0,5 per duizend patiënten per jaar. Vroeger, met de epidemieën van hepatitis A, lag dat aantal veel hoger. De incidentie en prevalentie van de diagnose virale hepatitis liggen rond de 0,1 respectievelijk 0,5 per duizend patiënten per jaar. De gemiddelde huisarts ziet dus eens in de vier jaar een nieuwe patiënt met een virale hepatitis en heeft gemiddeld een of twee patiënten met een chronische hepatitisinfectie in de praktijk.

Pathofysiologie van icterus	Bilirubine is het eindproduct van haem, dat vooral afkomstig is van hemoglobine. Door het microsomale haemoxygenase wordt het haem omgezet in bilirubine. Deze nog ongeconjugeerde vorm van bilirubine bindt zich aan albumine en wordt zo door het plasma getransporteerd. In de lever wordt het bilirubine door de levercelmembraan naar het endoplasmatisch reticulum getransporteerd. De ongeconjugeerde bilirubine is niet-polair (dus vetoplosbaar). Het wordt door conjugatie geconverteerd naar een polaire vorm (wateroplosbaar), zodat excretie naar de gal mogelijk is. Indien tijdens deze omzetting van haem naar bilirubine een defect aanwezig is, zal dit leiden tot icterus (symptomatisch voor een verhoogd bilirubinegehalte in het bloed).
Indeling van icterus op basis van laboratoriumuitslagen	Op biochemische basis kan men bij de icterische patiënt twee typen onderscheiden, met elk een specifiek klinisch beeld.

Ten eerste de *ongeconjugeerde hyperbilirubinemie*, waarbij er sprake is van een relatief onvermogen van de lever om het sterk verhoogde aanbod van het bilirubine te verwerken. Bekende oorzaken van deze zogenaamde *prehepatische icterus* zijn de hemolytische anemie en de icterus neonatorum. Bij chronische hemolyse is er naast een verhoging van het ongeconjugeerde bilirubine, ook een toename van reticulocyten en lactaatdehydrogenase als gevolg van hemolyse van de erytrocyten, hetgeen leidt tot een afname van hemoglobine. Bij lichamelijk onderzoek wordt er naast de icterus soms splenomegalie gezien. De hemolyse kan worden gecompliceerd door miltinfarcten, botafwijkingen door toename van de beenmergmassa en bilirubinegalblaasstenen. Hemolytische anemie kan acuut optreden, maar kan ook chronisch aanwezig zijn.

Een andere oorzaak van ongeconjugeerde hyperbilirubinemie is het syndroom van Gilbert. Het komt bij 5% van de Nederlanders voor en is een familiaire, chronische ongeconjugeerde hyperbilirubinemie (25-70 U/l) zonder hemolyse of leverlijden. Omdat de patiënten geen klachten hebben (soms lichte icterus na forse inspanning), gaat het meestal om een toevalsbevinding bij laboratoriumonderzoek. Het syndroom van Gilbert is volkomen goedaardig en hoeft niet behandeld te worden.

Het tweede type dat men bij de icterische patiënt kan onderscheiden, is de *geconjugeerde hyperbilirubinemie*, die kan worden veroorzaakt door zowel een cellulaire excretiestoornis, als een mechanische galafvloedbelemmering naar het duodenum. Bij deze vorm van hyperbilirubinemie wordt onderscheid gemaakt tussen de *intrahepatische* vorm en de *posthepatische* vorm. In de praktijk kan de differentiële diagnose tussen intra- en extrahepatische cholestase moeilijk zijn. Parenchymateuze leverziekten (waaronder hepatitis) zijn de meest voorkomende oorzaak van intrahepatische cholestase. Met behulp van echografisch onderzoek van de galwegen kan men in de meeste gevallen goed differentiëren tussen deze twee vormen. Een enkele keer ziet men wel eens een gemengde hyperbilirubinemie, bijvoorbeeld bij cirrose met hemolyse, posttransfusie-icterus, alcoholabusus en rifampicinegebruik. Bij laboratoriumonderzoek kan men afhankelijk van de oorzaak wel eens een stijging vinden van de transaminasen of amylase. De klinische verschijnselen van de geconjugeerde bilirubinemie zijn afhankelijk van de etiologie. Soms is er alleen sprake van icterus met steatorrhoea en in andere gevallen kan er sprake zijn van portale hypertensie met splenomegalie en ascites. Bij cholestase door pancreascarcinoom kan men soms de galblaas palperen (Courvoisier-fenomeen).

Welke aanvullende diagnostiek is bij icterus nodig?

Voor het therapeutisch beleid is onderscheid tussen hepatische en andere vormen van icterus belangrijk. Naast de anamnese kan beperkt laboratoriumonderzoek wegwijs bieden. Het gamma-GT en alkalische fosfatase geven vooral informatie over de galwegen en zijn bij galstuwing meestal verhoogd. Bij langer bestaande cholestase ontstaat icterus als gevolg van een verhoogde concentratie geconjugeerd bilirubine in het bloed. Indien het gamma-GT en alkalische fosfatase normaal zijn bij een verhoogd ongeconjugeerd bilirubine in het bloed, is er sprake van een prehepatisch lijden. Om beter te kunnen differentiëren tussen een intra- en een posthepatische aandoening kunnen ook de transaminasen (ASAT en ALAT) bepaald worden. Bij parenchymafwijkingen is het ALAT vaak hoger dan het ASAT, terwijl dit bij stuwing of steatose meestal andersom is. Indien er een sterke verdenking bestaat op een hepatische icterus, wordt tevens serologisch onderzoek naar de differentiële diagnostisch meest in aanmerking komende hepatitiden ingezet. Bij verdenking op hepatitis A wordt anti-HAV-IgM bepaald, bij verdenking op hepatitis B het HBSAg en bij verdenking op hepatitis C het anti-HCV.

Vervolg casus

Het klinische beeld, vooral de koorts, de misselijkheid en het ontbreken van pijn, pleit in uw ogen toch het meest voor een hepatische oorzaak van de geelzucht: een hepatitis. Een verdere differentiatie is aan de hand van zijn voorgeschiedenis niet goed te maken. Mogelijke risicofactoren vindt u vooral de recente reis naar Nepal en India (hepatitis A) en de bloedtransfusies na het motorongeval in het verleden (hepatitis B en C). Ook eventueel seksueel risicogedrag in het verleden zou in de richting van hepatitis B kunnen wijzen. U besluit serologisch onderzoek naar hepatitis A, B en C te doen. U vertelt Cees uw overwegingen om verder bloedonderzoek te laten doen. De uitslagen daarvan kunnen even op zich laten wachten. In de tussentijd legt u hem geen beperkingen op wat inspanning en dieet betreft, maar u wijst er wel op dat hij rekening moet houden met eventuele besmettelijkheid. Zolang de exacte oorzaak niet bekend is, legt u strikte hygiënische maatregelen op (vermijden van fecescontact, toiletreiniging en handen wassen na toiletbezoek) gezien de kans op hepatitis A en u wijst op het belang van het vermijden van gezamenlijk gebruik van tandenborstels en scheermesjes en bloed- en spermacontact (in verband met een mogelijke hepatitis B of C).

Welke nadere diagnostiek is nu nodig?

Het meest waarschijnlijk is toch een infectieuze hepatitis. Maar om welke verwekker gaat het? Is het primair een virale hepatitis (A tot en met ...?) of toch een andere virale oorzaak (CMV, HIV?) of misschien zelfs parasitaire besmetting (schistosomiasis, ascaris), opgedaan op een van zijn tropenreizen? Is het nu gewenst om meteen ook serologische diagnostiek in te zetten naar alle mogelijke infectieuze oorzaken tegelijk? Of is de beperkte vorm van diagnostiek waar u nu voor gekozen hebt voldoende? En welke serologische bepaling heeft bij de verschillende vormen van virale hepatitis ook alweer de meeste betekenis?

Welke virale hepatitiden komen in Nederland voor?

De huisarts heeft meestal te maken met de drie meest voorkomende vormen van virale hepatitis, namelijk A, B en C. De andere vormen (D, E en G) komen in Nederland niet of zeer incidenteel voor.

Hepatitis A komt wijdverspreid voor. Het hepatitis-A-virus is een RNA-enterovirus dat via feco-orale weg wordt overgebracht. De incubatieperiode is twee tot zes weken. Na één tot drie weken wordt het virus via de gal naar de darm uitgescheiden en verschijnt het in bloed en feces. Een week later zijn de IgM-antilichamen tegen het hepatitis-A-virus aantoonbaar en begint de viremie al af te nemen. Pas als de productie van antilichamen op gang komt, kan icterus ontstaan. In circa 80% verloopt de infectie subklinisch. In deze periode zien we al een sterke afname van de virushoeveelheid in de feces. De patiënt is dus vooral besmettelijk in de twee weken voorafgaande aan de icterus of de subklinische manifestatie. Virusexcretie langer dan twee weken na het ontstaan van de geelzucht is zeldzaam.

De prognose is gunstig, de hepatitis geneest volledig. Soms is er sprake van het zogenaamde posthepatitissyndroom, dat bij elke hepatitis kan voorkomen en enkele weken tot maanden kan aanhouden. Dit syndroom wordt gekenmerkt door angst, moeheid, niet op gewicht kunnen komen, anorexie, alcoholintolerantie en een gevoelige bovenbuik.

Hepatitis B wordt vooral via contact met virusbevattende lichaamsvloeistof (bloed, sperma, vaginaal vocht) overgedragen. Veel infecties verlopen subklinisch. Er zijn ongeveer 300 miljoen dragers van het hepatitis B-virus in de wereld. Het dragerschap van HBsAg varieert wereldwijd. In Groot-Brittannië ligt het dragerschap tussen de 0,1 tot 0,2%, terwijl dit in Italië, Afrika en China rond de 10 tot 15% ligt (cave: asielzoekers). In geïsoleerde gemeenschappen, zoals bijvoorbeeld eskimo's en aboriginals, ligt dit dragerschap voor HBsAg door verticale overdracht nog hoger, respectievelijk op 45% en 85%. Hepatitis B is een bijzonder infectieus virus, slechts 0,4 ul bloed (bijvoorbeeld prikaccident, tatoeages) kan al tot besmetting leiden. Bij een onderzoek onder homoseksuelen bleek dat 61% een infectie met hepatitis B had doorgemaakt. Er was een relatie met het aantal seksuele contacten. In de meeste gevallen ondervindt de patiënt een griepgevoel en een intolerantie voor vet eten, gevolgd door icterus. Meer dan 90% van de patiënten kan het virus zelf klaren en bouwt zo een levenslange weerstand voor dit virus op.

Nadat het hepatitis-C-virus, dat aanvankelijk onder de naam non-A-, non-B-virus bekend was, in 1989 werd gedetecteerd was het mogelijk om met behulp van de afgeleide antilichamen geïnfecteerde patiënten te diagnosticeren en bloedtransfusieproducten te controleren op het hepatitis-C-virus. Sedertdien is de kans op besmetting via bloedproducten sterk afgenomen – tegenwoordig is zij vrijwel nihil. Dit komt mede doordat de diagnostiek verder is geperfectioneerd met behulp van cDNA-*polymerase chain reaction* (PCR). Het hepatitis-C-virus heeft een gril-

lige presentatie. Het blijkt erg heterogeen te zijn en het virus kan zijn
structuur in de loop der tijd veranderen. Deze heterogeniteit maakt de
behandelingsstrategieën en de ontwikkeling van een vaccin extra moeilijk. Een half tot 1% van de bloeddonoren wereldwijd blijkt het hepatitis
virus te dragen. Deze incidentie loopt op naar 6% bij de Afrikaanse
bevolking (cave: asielzoekers). Patiënten met hemofilie en intraveneuze
druggebruikers zijn in 70, respectievelijk 76% van de gevallen positief
voor anti-HCV. Het hepatitis-C-virus is minder besmettelijk dan het hepatitis-B-virus. Besmetting via verticale transmissie door een prikaccident of
seksuele contacten is in tegenstelling tot hepatitis B zeer zeldzaam. Hepatitis C heeft een incubatieperiode van vijf tot twaalf weken en gaat slechts
in circa 25% van de gevallen gepaard met geelzucht. Geregeld zijn de patiënten volledig asymptomatisch. Vaak zijn alleen de transaminasen
slechts licht verhoogd. Deze vorm van hepatitis treedt vooral op na transfusie en gaat vaak over in een chronische vorm. Preventie is slechts mogelijk door hygiënische maatregelen en door het testen van bloedproducten op anti-HCV. Vaccinatie is (voorlopig nog) niet mogelijk.

Andere virale hepatitiden

Het hepatitis-D-virus is een zeer klein RNA-virus, dat omgeven wordt
door het hepatitis-B-virus. Het virus kan zich op zichzelf niet replice-
ren. In het bijzijn van het hepatitis B-virus kan dit wel en is het virus
ook infectieus. Het hepatitis-D-virus komt dus nooit solitair voor en
wordt alleen gezien als co-infectie met hepatitis B of als superinfectie
bij hepatitis-B-carriers. Het besmettingsrisico op hepatitis D wordt
sterk geografisch bepaald. In Zuidoost-Azië is de besmettingsgraad
laag, terwijl deze vorm in Centraal-Afrika, het Amazonegebied en
rond de Middellandse veel frequenter voorkomt. Ook bij hepatitis D
vormen hygiënische maatregelen de beste preventie bij afwezigheid
van een vaccin.
Hepatitis E komt vooral voor in India, Nepal en Zuidoost-Azië. De
besmetting verloopt via enterale weg. Hepatitis-E-infectie geeft
mogelijk een verhoogd risico op intravasale stolling bij vrouwen tijdens het laatste trimester van hun zwangerschap. Klinisch lijkt het
beeld op hepatitis A, behandeling is niet nodig. Chronische infectie
komt niet voor. Helaas is vaccinatie niet mogelijk.
Hepatitis G is een posttransfusiehepatitis van het RNA-type dat in 1995
ontdekt werd. Het is mogelijk niet hepatotroop en heeft geen nadelig
effect op het beloop van een chronische hepatitis-C-infectie. De klinische betekenis van het virus is nog niet duidelijk.

Wat zijn andere oorzaken van hepatitis?

Een (te) groot deel van de hepatitiden blijkt het gevolg van bijwerkingen van medicatie of verkeerd gebruikte medicatie. Door het aanscherpen van de normen voor het gebruik van toxische stoffen in de industrie is er de laatste jaren een afname van leverafwijkingen met deze etiologie.

Omdat alle stoffen die via ons darmstelsel ons lichaam binnenkomen eerst via het portale systeem naar de lever worden geleid, zal de concentratie van toxische stoffen daar het grootst zijn. Dit kan bij bepaalde medicijnen of toxische stoffen leiden tot acute of chronische leverschade. Bij onbegrepen leverenzymstoornissen is het verstandig te informeren naar medicijngebruik en omgang met industriële chemicaliën en pesticiden. Er zijn vele (ook op het eerste gezicht onschuldige) medicijnen (of combinaties van medicijnen) die kunnen leiden tot leverschade (zie tabel 6.1). Bij eventuele verdenking is het verstandig te overleggen met de plaatselijke MDL-arts of het RIVM (website: www.rivm.nl).

Alcoholische icterus

Men veronderstelt dat 5% van de Nederlandse volwassenen overmatige hoeveelheden alcohol drinkt. Dit leidt bij 90% van hen uiteindelijk tot leverbeschadiging. Volgens gegevens van het Centraal Bureau voor de Statistiek overlijden in Nederland per jaar vierhonderd mensen als gevolg van leverziekten die door alcohol zijn veroorzaakt.

De meest voorkomende alcoholgeïnduceerde leverziekten in de huisartsenpraktijk zijn in chronologische volgorde: steatosis hepatis, alcoholische hepatitis en levercirrose.

Steatosis hepatis treedt bij vrijwel elke man op die langdurig meer dan 60 gram alcohol per dag drinkt en bij elke vrouw die meer dan 30 gram per dag drinkt. De aandoening leidt meestal niet tot symptomen. De vetophoping in de lever is vaak echografisch goed te zien. Veelal is er sprake van hepatomegalie en worden er geringe leverenzymstoornissen gevonden. Opvallend is dat hierbij het ASAT meestal hoger is dan het ALAT. Het alkalisch fosfatasegehalte is doorgaans licht verhoogd en de gamma-GT-concentratie is vrij sterk verhoogd.

De alcoholische hepatitis kan symptoomloos verlopen. De ernstige (acute) vorm wordt gekenmerkt door ernstige vermoeidheid, misselijkheid, braken, verminderde eetlust, pijn in de rechter bovenbuik en anorexie. Bij lichamelijk onderzoek hebben alle patiënten een vergrote lever, die soms pijnlijk is bij palpatie. Verder wordt het ziektebeeld begeleid door icterus en subfebriele temperatuur, die lang kunnen aanhouden. Bij bloedonderzoek vallen de zeer sterk verhoogde gamma-GT (tien tot twintig keer de normaalwaarde) en verhoogd geconjugeerd bilirubine op. Geregeld worden ook hypoalbuminemie en stollingsstoornissen gezien. Afhankelijk van de ernst van de hepatitis is de mortaliteit 1 tot 33%. Dit is meestal het gevolg van bijkomende complicaties

Tabel 6.1 De meest voorkomende oorzaken van medicamenteus geïnduceerde
leverfunctiestoornissen

Groep I   Cholestase

Gealkyleerde steroïde:
- orale anabolica b.v. methyltestosteron
- oestrogenen
- progestativa

Groep II   Cholestatische hepatitis

- fenotiazinederivaten b.v. chloorpromazine

Groep III Medicamenteuze (viral-like) hepatitis	
Tuberculostatica: - para-amino-salicylzuur - isonicotinezuur hydrazide - rifampicine - ethionamide - streptomycine	*Antibiotica:* - sulfonamide - novobiocine - triacetylandomycine - furantoïne - erytromycine estolaat - griseofulvine
Anti-epileptica en sedativa: - hydantoïnes - fenyl-acetyl-urea en derivaten - carbamazepine - barbituraten - diazepinen	*Analgetica:* - propoxyfen - glafenine *Spasmolytica:* - papaverine *Anaesthetica:* - halothaan, enflurane - cyclopropaan
Antirheumatica en spierrelaxantia: - fenylbutazon en derivaten - indomethacine - allopurinol - zoxazolamine - probenicid	*Diuretica:* - chlorthiazide en derivaten *Antidepressiva:* - mono-amino-oxidase inh. b.v. iproniazid - tricyclische antidepressiva

Antidiabetica (oraal):	Nicotinezuur
– chlorpropamide	
– carbutamide	Anti-arritmica:
– fenformin	– ajmaline
– metahexamide	
	Thyroid inhibitoren:
	– thiouracilderivaten

Groep IV Necrotische en toxische hepatitis	
Cytostatica:	
– methotrexaat	
– urethaan	
– 6-mercaptopurine en azathioprine	
– Chlorambutol	
– Tetracycline	
Analgetica:	Arsenicum-derivaten
– paracetamol	Tannine

Groep V Chronische hepatitis	
– Alfa-methyldopa	
– Oxyfenisatine	
– Paracetamol	
– Furantoïne	

Bron: G.N.J. Tytgat (red.), Leerboek maag-, darm- en leverziekten en ondervoeding. Het is daarom verstandig om de patiënten met een acute alcoholische hepatitis en icterus op te nemen in het ziekenhuis. Natuurlijk moet ook nazorg in verband met de alcoholverslaving plaatsvinden. Meestal is professionele begeleiding door een consultatiebureau voor alcohol en drugs onontbeerlijk.

Parasitaire leverinfecties

Door de dubbele bloedvoorziening en de verbinding met de tractus digestivus via het galwegsysteem is de lever betrokken bij een aantal parasitaire infecties (*Entamoeba histolytica*, ascaris, echinococcose, schistosomiasis). Deze ziektebeelden komen zeer incidenteel voor, maar er is door een toename van het toeristenverkeer naar tropische gebieden wel sprake van een toename in incidentie. Voor de achtergronden en klinische manifestaties wordt naar specifieke leerboeken over reizigersziekten verwezen.

Welke laboratoriumdiagnostiek bij verdenking op virale hepatitis?

Bij een klinische verdenking op hepatitis is serologische laboratoriumdiagnostiek aangewezen (zie tabel 6.2). Het is niet efficiënt om daarbij direct het gehele spectrum aan te vragen. In de keuze voor diagnostiek zal de huisarts zich in eerste instantie laten leiden door de anamnese en het risicoprofiel van de patiënt. Is er sprake van een hepatitis-A-risico, bijvoorbeeld door tropenreizen, bezoek aan het geboorteland bij allochtonen of in geval van hepatitisepidemieën, dan is bepaling van hepatitis-A-antilichamen eerst aangewezen. IgM-antilichamen zijn dan indicatief voor een recente infectie. IgG-antilichamen tegen hepatitis A zijn een teken van een ooit doorgemaakte infectie of geslaagde vaccinatie.

Is er sprake van icterus met verdenking op hepatitis B (promiscuïteit met partners uit risicogroepen (homoseksuele mannen, prostituees), bloedtransfusie of intraveneus druggebruik), dan is HBSAg- en HBeAg-bepaling van belang. Het hepatitis-B-virus is opgebouwd uit een kern die het core- en e-antigeen bevat (respectievelijk HBCAg en HBeAg genoemd) en een kapsel (HBSAg). Tegen deze antigenen kunnen antilichamen worden gemaakt, respectievelijk anti-HBC, anti-HBe en anti-HBs. Voor de huisarts is alleen kennis van de bovengenoemde antigenen en antilichamen van belang, omdat deze voldoende inzicht geven in de ontwikkeling van het ziektebeeld.

Indien het HBSAg aantoonbaar is, is de patiënt besmet met het virus en besmettelijk voor anderen. Deze besmettelijkheid neemt sterk toe als ook het HBeAg aantoonbaar is – er is dan namelijk sprake van actieve virusreplicatie. Met de komst van het anti-HBC verdwijnt het HBSAg meestal uit het bloed. Bij het ontstaan van anti-HBs is het virus geklaard en blijft de patiënt levenslang immuun voor deze ziekte. De komst van anti-HBS- en anti-HBC-antilichamen heeft dus een sterk prognostische betekenis bij hepatitis B. Overigens is in veel gevallen, gezien het risico-contact of gedrag, ook HIV-bepaling aangewezen.

Serologische diagnostiek naar hepatitis C is vooral aangewezen bij patiënten met een (onverklaarde) transaminasestijging, die voor 1990 een bloedtransfusie doormaakten.

De indicatie voor diagnostiek naar hepatitis D en E is gereserveerd voor bijzondere groepen of een bijzonder beloop (bij hepatitis B) en zal zich grotendeels aan de huisarts onttrekken.

Tabel 6.2   Serologische parameters bij verdenking op virale hepatitis

Type	Bepaling	Betekenis
Hepatitis A (HAV)	HAV-IgMIgM	Recente HAV-infectie
	HAV-IgG	Historische HAV-infectie of geslaagde immunisatie
Hepatitis B (HBV)	HBeAG	HBV-kern-antigeen, teken van virusreplicatie en sterke besmettelijkheid; patiënten met een chronische hepatitis B en een positieve HBeAg komen in aanmerking voor behandeling
	HBsAG	HBV-kapsel-antigeen, teken van besmetting en besmettelijkheid
	Anti-HBs	Teken van volledige virusklaring of geslaagde immunisatie; levenslange immuniteit
	Anti-HBe	Kernantilichamen, duidt op recent genezen HBV-infectie of indien HBsAg-positief is op dragerschap
	Anti-HBc	Kernantilichamen; opkomst duidt op beginnende klaring van het virus
Hepatitis C (HCV)	Anti-HCV	Duidt op doorgemaakte of actieve besmetting met hepatitis C
	HCV-RNA	Zeer gevoelige dure test die de aanwezigheid van het hepatitis-C-virus kan aantonen en kwantificeren

Vervolg casus   *Tien dagen later krijgt u de uitslagen binnen: de HAV-IgM-spiegel is negatief, evenals de anti-HCV-titer. Het HBsAg is echter sterk positief. U bezoekt Cees thuis; het gaat redelijk met hem, maar hij is nog steeds geel en erg moe. U vertelt hem dat er sprake is van een hepatitis B-infectie. Cees reageert erg ontdaan: hij heeft gehoord dat dat soms nooit meer helemaal overgaat en is ook bang dat hij nu levenslang besmettelijk blijft. Hoe groot is die kans? Ze hebben een vriend die een hepatitis-B-infectie had doorgemaakt en die is vorig jaar aan levercirrose overleden. Zijn er tegenwoordig geen betere behandelingsmogelijkheden?*

U herinnert zich dat een klein deel van de patiënten een chronisch agressieve vorm ontwikkelt en recent heeft u iets gelezen over gunstige resultaten van interferonbehandeling in deze groep. U vertelt hem dat u niet direct antwoord op zijn vragen heeft, maar dat u over het verdere beleid zult overleggen met de plaatselijke MDL-arts.

Hoe is het natuurlijk beloop van hepatitis B?

De incubatieperiode ligt tussen de twee en zes maanden. Een hepatitis-B-infectie verloopt waarschijnlijk bij meer dan de helft van de geïnfecteerden subklinisch, eenderde krijgt een klinisch manifeste hepatitis met icterus. In zeldzame gevallen (bij minder dan 1%) treedt een fulminante hepatitis op, met icterus en coma hepaticum. Gelukkig kan meer dan 90% van de besmette patiënten het virus klaren en genezen. Bij minder dan 10% ontstaat een chronische hepatitis of blijvend dragerschap. Bij een subklinisch verlopende hepatitis B is de kans op dragerschap groter (hierover later meer). De prodromale verschijnselen gaan één tot vier weken vooraf aan de icterus. Meestal bestaan deze uit vage klachten als moeheid en algemene malaise. Soms kan een hepatitis B gepaard gaan met polyartritis, glomerulonefritis, polymyalgia rheumatica, cryoglobulinemie, myocarditis of het syndroom van Guillain-Barré. Bij circa 20% van de patiënten met acute hepatitis B is het HBsAg niet meer aantoonbaar bij het ontstaan van de symptomen. Tijdens de symptomatische periode laten anti-HBc (IgM) en later het anti-HBs wel een titerstijging zien. Het is daarom verstandig deze antistoffen bij verdenking op hepatitis B eveneens te laten bepalen.

Wat zijn de complicaties van hepatitis B?

Hepatitis B en C worden parenteraal overgedragen en kunnen leiden tot chronisch dragerschap. Bij hepatitis C kan dit dragerschap oplopen tot 90%. Slechts 10% van de volwassenen met hepatitis B blijft na zijn infectie chronisch drager. Dit zien we zesmaal vaker bij mannen dan vrouwen. Via verticale transmissie bij neonaten van HBsAg-geïnfecteerde moeders loopt de kans op dragerschap op tot 90%. Deze laatste groep heeft het belangrijkste aandeel in de 300 miljoen hepatitis-B-dragers wereldwijd. Hepatitis-B-dragerschap hoeft niet te leiden tot leverbeschadiging, maar in sommige gevallen kan een chronische actieve hepatitis worden gediagnosticeerd, die op den duur kan leiden tot levercirrose met een verhoogde kans op een hepatocellulair carcinoom. Bij onderzoek onder HBsAg-positieve bloeddonoren bleek dat 95% een vrijwel normale leverbiopsie had en slechts 1,6% een ontwikkeling liet zien naar chronische actieve hepatitis of cirrose. De patiënten die slechts minimale afwijkingen in hun leverbiopsie hadden waren veelal HBeAg-negatief en anti-HBe-positief.

Vervolg casus

Naar aanleiding van uw overleg met de MDL-arts belt u Cees later in de week op om met hem over het beleid te overleggen. U legt hem uit dat de kans op een chronische besmetting of een ernstig beloop gering is. U stelt hem voor om het bloedonderzoek over twee maanden te herhalen. Cees is inderdaad gerustgesteld na uw uitleg, maar heeft nog wel een paar vragen. Moet hij verder nog bijzondere maatregelen nemen met het oog op de besmettelijkheid? En hoe lang is hij überhaupt nog besmettelijk? Hij wil het ook liever niet aan de mensen op zijn werk vertellen, maar de bedrijfsarts begon al over een aangifteplicht. Klopt dat?

Hoe zit het met de besmettelijkheid?

Hepatitis A: de patiënt is vooral besmettelijk in de twee weken voor en na het verschijnen van de icterus. Door de gunstige economische ontwikkelingen en een verbeterde hygiëne is er een sterke afname van de prevalentie van hepatitis A in ontwikkelde gebieden. In minder ontwikkelde landen is de hepatitis A een kinderziekte. Voor het tiende levensjaar kunnen bij meer dan 90% van de kinderen antistoffen worden aangetoond. Het blijkt dat van de in Nederland aangegeven gevallen van hepatitis A (800 tot 1200 per jaar), gemiddeld 25% tijdens verblijf in het buitenland is besmet. Bij patiënten onder de vijftien jaar betreft het meestal kinderen van immigranten die op vakantie in het land van herkomst zijn geweest. Patiënten boven de vijftien jaar blijken meestal niet gevaccineerd. Gezien de oro-fecale transmissie vindt preventie plaats door strikte hygiënische maatregelen (handen wassen, toiletreiniging) en door passieve of actieve immunisatie van reizigers naar gebieden met verhoogde prevalentie. Met behulp van relatief duur immunoglobuline kan een infectie met hepatitis A tijdens een kortdurende vakantie worden voorkomen. Het gebruik van immunoglobuline kan worden beperkt door de anti-HAV-titer te bepalen bij de groep vakantiegangers bij wie het aannemelijk is dat er al eerder contact is geweest met het hepatitis A-virus (bijvoorbeeld ouder dan veertig jaar, vaak reizen, reizigers afkomstig uit endemische gebieden en geelzucht in de voorgeschiedenis). Deze reizigers behoeven natuurlijk geen passieve of actieve immunisatie. Omdat de veiligheid van uit serum bereide preparaten nooit voor 100% kan worden gegarandeerd, bestaat er een steeds sterkere voorkeur voor actieve immunisatie met synthetisch bereide vaccins.

Hepatitis B: hepatitis B wordt niet uitsluitend parenteraal overgebracht. Vooral HBeAg-positieve patiënten zijn ook besmettelijk via speeksel en semen. Voorlichting over risicogedrag en vaccinatie van risicogroepen vormen de basis van de preventie. Met het ontwikkelen van

immunoglobuline (passieve immunisatie) en vaccins (actieve immunisatie) zijn de preventieve mogelijkheden uitgebreid. Passieve immunisatie
(HBIg 0,1 ml/kg, maximaal 5 ml) wordt vooral gebruikt als er een sterke
verdenking is op recente besmetting of als besmetting op korte termijn
wordt verwacht. Dit is het geval bij prikaccidenten, bij partners van patiënten met een acute hepatitis B en bij pasgeborenen van HBSAg-positieve moeders. Het immunoglobuline moet bij voorkeur binnen 24 uur
worden gegeven. Deze passieve immunisatie kan het beste worden
gecombineerd met actieve vaccinatie, zeker als de kans op reïnfectie
aanwezig is.

Voor de actieve immunisatie wordt vooral recombinant gistvaccin
gebruikt, dat effectief, plasmavrij en erg veilig is. In Nederland wordt
een actief vaccinatiebeleid gevoerd. Doelgroepen zijn: personen met
veel wisselende seksuele contacten, hemodialysepatiënten, mentaal
geretardeerde patiënten, personen die in de gezondheidszorg werken
en baby's van HBSAg-positieve moeders. Vaccinatie is niet nodig indien
anti-HBS of anti-HBC in het serum aantoonbaar is.

Het recombinant vaccin (10 ug; 1 ml) wordt intramusculair gespoten.
De injectie wordt na één en zes maanden herhaald. De vaccinatie is succesvol als de anti-HBS-titer boven de 100 U/l stijgt. Op grond van huidige
gegevens lijkt een lagere titer ook succesvol, maar de langetermijnon-
derzoeken zullen een en ander nog moeten bevestigen.

Hepatitis C: de belangrijkste vorm van preventie is het van tevoren
screenen van bloedproducten op het hepatitis-C-virus om verspreiding
en besmetting te voorkomen. Hoewel het hepatitis-C-virus minder viru-
lent is dan het hepatitis-B-virus, moet men de patiënt een zorgvuldige
hygiëne adviseren bij bloedende wondjes en wijzen op mogelijke
besmetting via persoonlijke artikelen als tandenborstel en scheermesjes. In tegenstelling tot het hepatitis-B-virus zijn verticale en seksuele
transmissie niet duidelijk aangetoond. Geruststelling van de patiënt
over deze twee transmissiewegen lijkt derhalve op zijn plaats. Het is
moeilijk om een vaccin te ontwikkelen, hetgeen mede te maken heeft
met de genetische variatie van het virus.

Overigens vallen alle virale hepatitiden onder de Wet Bestrijding
Infectieziekten in de categorie B. Dat betekent dat binnen 24 uur na het
stellen van de diagnose aangifte moet worden gedaan bij de Geneeskundige Inspectie. In principe is de registratie van ziekten in de categorie B vooral bedoeld voor monitoringdoeleinden. Mocht daar bij een
onverwacht grote concentratie van gevallen aanleiding voor zijn, dan zal
de Geneeskundige Inspectie via de GGD een brononderzoek instellen.

Vervolg casus

U spreekt met Cees af voorlopig het klinisch beloop af te wachten en na twee maanden het serologisch onderzoek te herhalen. Aan de hand daarvan kan de klinische infectiestatus (HBsAg, anti-HBs en anti-HBc) en de besmettelijkheid worden bepaald. U legt nog eens uit hoe de transmissie verloopt, wijst op het belang van het vermijden van bloed (niet delen van tandenborstel, scheerapparaat, oppassen met wondjes) en het belang van condoomgebruik. Ten aanzien van zijn werk spreekt u af dat hij weer aan het werk gaat zodra hij klinisch weer is opgeknapt. Hij zal met zijn bedrijfsarts de achtergrond bespreken en kijken of hij aanvullende maatregelen moet nemen. Dat lijkt niet waarschijnlijk.

Zijn er
therapeutische
mogelijkheden bij
chronische
hepatitis?

Onbehandeld leidt chronische actieve hepatitis tot levercirrose. De sterfte aan een chronische hepatitis wordt vooral bepaald door de complicaties van de levercirrose: falen van de leversynthesefunctie, hepatocellulair carcinoom en complicaties van portale hypertensie. De behandeling van een chronische hepatitisinfectie heeft als doel de ontstekingsactiviteit uit de lever te laten verdwijnen, zodat de ontwikkeling naar cirrose wordt tegengegaan. De behandeling van chronische hepatitis is in handen van de MDL-arts, die op de hoogte is van nieuwe therapeutische ontwikkelingen.

Chronische hepatitis-B-infectie: patiënten met actieve virusreplicatie (HBeAg- en HBV-DNA-positief) en verhoogde transaminasen passend bij ontstekingsactiviteit komen vooral voor behandeling in aanmerking. Interferon-alfa en lamivudine zijn de meest succesvolle en meest toegepaste middelen. Ook blijkt behandeling met een combinatie van deze twee middelen veelbelovend, zonder dat er sprake is van een toename van toxiciteit.

Interferon-alfa induceert bij 25 tot 40% van de patiënten een HBeAg-seroconversie, die meestal wordt gevolgd door een afname van transaminasen en ontstekingsactiviteit, en uiteindelijk een HBsAg-seroconversie. Dit resulteert in een significante verbetering van de overleving. De toxiciteit van interferon-alfa staat langdurige behandeling soms in de weg en bij ongeveer 30% van de patiënten is een dosisreductie nodig. Aanvankelijk zijn er vooral griepverschijnselen die goed kunnen worden onderdrukt met paracetamol. Later overheersen gastro-intestinale stoornissen, beenmergtoxiciteit en neuropsychiatrische klachten.

Nucleosiden als lamivudine kunnen de virusreplicatie onderdrukken. Aangezien deze behandeling eenvoudig is toe te dienen (eenmaal daags een tablet) en weinig bijwerkingen heeft door een gunstige therapeutische index, komt de meerderheid van de chronische hepatitis-B-patiënten ervoor in aanmerking. Langdurige virussuppressie met lamivudine kan echter leiden tot mutaties in het virus, waardoor resistentie kan ontstaan. Het is daarom noodzakelijk om effectieve combinatietherapieën te onderzoeken. De combinatie tussen interferon-alfa en lamivudine lijkt vooralsnog een goede keuze, met betere resultaten.

Chronische hepatitis-C-infectie: aanvankelijk was de behandeling met interferon-alfa teleurstellend. Met drie keer 3 miljoen eenheden per week gedurende twaalf maanden werd slechts bij 10% een *sustained response* gezien. Deze slechte resultaten zijn het gevolg van een relapse van de virusreplicatie nadat is gestopt met de therapie en van een tekort van virusklaring in de eerste vier weken van de therapie. Deze kennis heeft geleid tot combinatie- en inductietherapie met betere resultaten.

Verder is er een aantal voorspellende factoren die een indruk kunnen geven van het succes van de therapie. Zo blijkt een lage viremie een gunstige factor. Genotype 1b heeft een slechtere voorspellende waarde dan de andere genotypen (bijvoorbeeld na combinatiebehandeling met interferon en ribavirine; type 1b: 20% versus type 3a: 75%). Verder zien we een beter resultaat bij patiënten zonder levercirrose en met een laag intrahepatisch ijzergehalte, die niet te lang geïnfecteerd zijn. Omdat het grootste deel van de patiënten die zijn geïnfecteerd met het hepatitis-C-virus uiteindelijk een chronische hepatitis ontwikkelt en de behandelingsmogelijkheden steeds beter worden, is het belangrijk de patiënt tijdig door te verwijzen naar de MDL-arts.

Epiloog

Met Cees ging het goed. Klinisch knapte hij snel op en na vier weken kon hij weer voorzichtig aan het werk. Ook serologisch was er sprake van een gunstig beloop: na acht weken bleek er sprake van anti-HBS-antistoffen in zijn bloed. Cees was zichtbaar opgelucht nadat hij het virus had overwonnen en immuniteit had opgebouwd tegen hepatitis B. Aanvankelijk was hij heel bang geweest om met HIV besmet te zijn. Gelukkig bleek dit niet zo te zijn. De schrik en de realiteit hadden hem nog eens gewezen op het belang van condoomgebruik.

Literatuur

Bakker JJ, Bindels PJE, Brouwer J et al. NHG-standaard Virushepatitis en andere leveraandoeningen. Huisarts Wet 2000;43(6):268-75.
Koff RA. Hepatitis A. Lancet 1998;351:1643-9.
Man RA de, Honkoop P, Janssen HLA, Schalm SW. Chronische hepatitis B-infectie: nieuwe mogelijkheden voor antivirale therapie. Ned Tijdschr Geneesk 1999;143:1857-60.
Moyer LA, Mast EE. Hepatitis B; virology, epidemiology, disease and prevention. Am J Prev Med 1994;10:45-55.

Noskin GA. Prevention, diagnosis and management of viral hepatitis. Am Fam Physician 1995;4:923-34.

Sherlock S, Walshe VM. The post-hepatitis syndrome. Lancet 1946;II:482.

Sherlock S. The spectrum op hepatotoxity due to drugs. Lancet 1986;327:440-4.

SOA-bulletin. Themanummer hepatitis. 1996; 17.

Termorshuizen F, Laar MJW van der. De epidemiologie van hepatitis A in Nederland; 1957-8. Ned Tijdschr Geneesk 1998;142:2364-8.

Casus

Mevrouw Van Laar (64 jaar) kent u al jaren. Ze woont sinds kort met haar man in een seniorenwoning. In het verleden heeft ze een scala aan buikklachten gehad, die onder de diagnose prikkelbaredarmsyndroom konden worden geschaard. U controleert haar regelmatig in verband met hoge bloeddruk. Ze is altijd wat nerveus aangelegd, zoals ze zelf zegt, 'en dat slaat dan op de buik'. Ze heeft dan een paar dagen verstopping, en door de jaren heen heeft ze geleerd dat ze snel laxantia moet nemen, anders gaat het mis.

Nu zit ze tegenover u op het spreekuur. Gistermiddag was ze, zoals gebruikelijk, de hond aan het uitlaten toen ze opeens steken in de borst en tintelingen in de beide onderarmen kreeg. Ze was niet misselijk en transpireerde niet. Thuis aangekomen zakte het weer af. Wel moest ze veel boeren en 's avonds kreeg ze het zuur. Nu heeft ze dat wel vaker de laatste tijd. Met een ranitidinetablet van haar man nemen deze klachten meestal af.

Gelukkig heeft ze het niet teruggekregen, maar ze vraagt zich wel af wat het geweest is. Het zal toch niet van het hart zijn? Bij haar zuster is onlangs een verhoogd cholesterolgehalte vastgesteld.

De bloeddruk is 180/105, de pols normaal. U vindt de anamnese toch wel suspect voor coronarialijden en besluit een ECG te maken en bloedonderzoek te laten doen. U geeft haar nitrobaat-SL-tabletten mee, voor het geval de klachten onverhoopt terugkomen. Mocht het daarop niet snel overgaan, dan instrueert u haar meteen te bellen. U maakt een controleafspraak voor over vijf dagen.

Twee dagen later krijgt u de uitslag van het ECG onder ogen: sinusritme, intraventriculaire geleidingsstoornis, geen ST-afwijkingen, niet verdacht voor ischemie. Geen klachten tijdens het ECG.

Biochemisch onderzoek bracht een cholesterolgehalte van 6,2 mmol/l aan het licht, met een cholesterol/HDL-ratio van 4,2. Ze heeft biochemisch een normale leverfunctie, CPK en LDH zijn normaal, hetgeen recente myocardschade uitsluit.

Bij controle vertelt ze u dat ze de klachten nog twee keer heeft gehad. De eerste keer op weg naar de kerk, de tweede maal 's avonds in bed. De eerste keer ging het vanzelf weer weg, de tweede maal heeft ze een half tabletje onder de tong gelegd, waarop de klachten verdwenen.

Heeft ze cardiale klachten of niet?

De klachten lijken niet typisch angineus, maar het aanvalsgewijze optreden en de presternale lokalisatie met uitstraling doen wel suspect aan. De refluxachtige klachten die ermee verband lijken te houden, pleiten misschien weer meer voor een oesophageale oorsprong. Gezien de consequenties wilt u toch primair een angineuze oorzaak uitsluiten. U besluit haar naar de cardioloog te verwijzen voor ergometrisch onderzoek.

Waar komt pijn op de borst vandaan?

Retrosternale pijn komt veel voor en kan door diverse aandoeningen worden veroorzaakt. Afwijkingen op cardiaal of pulmonaal gebied kunnen retrosternale pijn veroorzaken, maar de oorzaak van de pijn kan ook in de borstkas (mechanisch) of in de slokdarm zitten. Daarnaast kan er ook sprake zijn van een angst- of spanningsprobleem. Pijn op de borst van oesophageale origine is niet karakteristiek en kan vaak niet worden gedifferentieerd van cardiale pijn. Wellicht wordt dit veroorzaakt doordat de oesophagus langs het hart loopt en beide organen dezelfde innervatie hebben. Door de potentieel cardiale achtergrond heeft pijn op de borst voor de patiënt vaak een beladen karakter. Ook voor de huisarts is het vaak een moeilijke klacht, omdat het niet stellen van een diagnose fataal kan zijn, terwijl het onmogelijk is bij iedereen een cardiale oorzaak volledig uit te sluiten. Gelukkig biedt de moderne besliskunde aanknopingspunten voor een zorgvuldig beleid.

Over de incidentie van pijn op de borst in de eerste lijn zijn maar weinig epidemiologische gegevens bekend. In veel van de grote huisartsen registraties wordt de (nog niet gedifferentieerde) pijn op de borst niet als aparte code geregistreerd.

In een aantal huisartsenpraktijken in Zuid-Limburg met in totaal 17.000 patiënten bleek de incidentie van pijn op de borst 35 per duizend patiënten per jaar. Dit betekent dat de gemiddelde huisarts jaarlijks rond de honderd nieuwe patiënten met pijnklachten op de borst ziet.

Angina pectoris komt veel minder frequent voor. De meeste eerstelijnsregistraties geven een incidentie van vier tot vijf per duizend per jaar, de prevalentie van AP is het viervoudige hiervan.

In het Limburgse onderzoek onder patiënten met pijn op de borst vermeldde de huisarts een half jaar na het eerste consult bij 318 patiënten met pijn op de borst de volgende verdeling van einddiagnoses (zie tabel 7.1).

In andere rapportages varieert het aandeel patiënten met een ischemische hartziekte onder degenen die zich met pijn op de borst bij de huisarts melden, van 8 tot 27%. Omgekeerd weten we dat van alle patiënten met een myocardinfarct 28% als contactreden presternale pijn of beklemming had.

Onder de niet-cardiale oorzaken van pijn op de borst nemen gastro-oesophageale functiestoornissen (spasmen, refluxziekte, gestoorde pijnperceptie, motiliteitsstoornissen) een bescheiden plaats in. Bij naar schatting 4 tot 8% van de grote groep patiënten met thora-

Tabel 7.1   Einddiagnoses bij patiënten met pijn op de borst

Contactreden		
Pijn op de borst	incidentie: 35 per 1000 patiënten per jaar	
Einddiagnose		
Cardiovasculair		12%
	Myocardinfarct	2%
	Angina pectoris	8%
	Ritmestoornis	1%
	Overige cardiale oorzaken	1%
Luchtwegen		10%
Bewegingsapparaat		33%
Psychosomatisch		21%
Maag-darmstelsel		4%
e.c.i.		20%

cale pijnklachten blijkt sprake van een gastro-intestinale oorsprong. De exacte pathofysiologische mechanismen in het maag-darmstelsel die tot pijn op de borst leiden, zijn nog niet opgehelderd. Mogelijk berust de pijn op motiliteitsafwijkingen, al dan niet in combinatie met doorbloedingsstoornissen, die kunnen leiden tot een soort compartimentsyndroom, waarbij de intraluminale druk in de oesophagus te hoog oploopt en pijn veroorzaakt.

Bij met pijn op de borst naar de tweede lijn verwezen patiënten bij wie een cardiale oorzaak was uitgesloten, werd na verdere evaluatie (met slikfoto, endoscopie en de oesophagusmanometrie) in verschillende onderzoeken bij 18 tot 58% van de patiënten afwijkingen in de anatomie of de functie van de slokdarm gevonden. Die afwijkingen komen echter ook frequent voor bij patiënten die wel afwijkingen bij de coronaria-angiografie hebben en het is de vraag of ze de klachten verklaren.

Diagnostische overwegingen bij pijn op de borst in de eerste lijn

De eerste stap in de benadering van de patiënt met pijn op de borst is het uitsluiten van de meest bedreigende achterliggende oorzaken die direct handelen vereisen: ischemische hartziekte, maagperforatie of longembolie. Pas in het vervolgtraject wordt aandacht aan andere oorzaken geschonken.

Hoe moeilijk het is om met de beperkte diagnostische hulpmiddelen van de huisarts een juiste diagnose te stellen blijkt uit analyse van het aantal correct gediagnosticeerde hartinfarcten bij patiënten die de huisarts consulteerden met pijn op de borst. Van de duizend patiënten met pijn op de borst in de huisartspraktijk bleek uiteindelijk 10% klachten op basis van cardiale ischemie te hebben; 54% van de patiënten met een myocardinfarct en 12% van de instabiele angina pectoris bleken goed voorspeld te zijn. Huisartsen waren vooral goed in het uitsluiten van ischemische hartziekten. De positief voorspellende waarde van de diagnose ischemische hartziekte door de huisarts bleek 21%, de negatief voorspellende waarde was – gelukkig – 96%.

Voor de differentiële diagnose is de al of niet 'typisch' angineuze presentatie van klachten van belang. In het beleid bij pijn op de borst zijn de op patiëntenkenmerken gebaseerde a-priori-kansen een belangrijk uitgangsgegeven. Zeer bruikbaar In deze zijn de epidemiologische gegevens van Diamond en Forrister. Deze geven de a-priori-kans op een ischemische hartziekte als functie van leeftijd, geslacht en presentatie van de klachten. Pijn op de borst is typisch angineus (retrosternaal gelokaliseerd, ontstaan bij inspanning en verdwijnend in rust of op nitrobaat), atypisch angineus (twee van de drie) of niet angineus (geen of een van de drie) (zie tabel 7.2).

Tabel 7.2

Absolute risico's (%) op ischemische achtergrond van pijn op de borst voor mannen respectievelijk vrouwen (AP = angina pectoris)

Leeftijd	Typisch AP	Atypisch AP	Geen AP
30-40	67,7-25,8	21,8-4,2	5,2-0,8
40-50	87,3-55,2	46,1-13,3	14,1-2,8
50-60	92,0-79,4	58,9-32,4	21,5-8,4
>60	94,3-90,6	67,1-55,4	28,1-18,6

Deze risico-inschatting kan nog worden verfijnd met andere anamnestische gegevens, zoals informatie over familiair optreden van hart- en vaatziekten (hvz), andere risicofactoren (diabetes, hypertensie) en ander kenmerken (rookgedrag). Het in de praktijk vaak zo adequate 'niet-pluis-gevoel' is voor een deel ook gebaseerd op een niet-bewuste, maar wel vergelijkbare kansweging. Het ECG voegt door zijn vele fout-positieve en -negatieve uitslagen bij ischemische hartziekten weinig toe aan het beleid.

Wanneer op grond van een negatieve fietstest een cardiale oorzaak voor de pijn op de borst met redelijke zekerheid kan worden uitgesloten, is er sprake van *non cardiac chest pain* (NCCP). Daarvoor gelden andere differentieel diagnostische overwegingen en kan de anamnese behulpzaam zijn.

Symptomen die vaker bij oesophageale pijn gezien worden zijn: pijn langer dan twee uur durend, retrosternale pijn zonder laterale uitstraling, pijn tijdens slapen waarvan men wakker wordt, pijn gerelateerd aan de maaltijd of pijn die goed reageert op zuurremming. Pijn vastzittend aan de ademhaling, zeker indien samengaand met afwijkende bevindingen bij auscultatie, wijst in de richting van een pulmonale oorzaak. Pijn op de borst die door druk op de thorax opwekbaar is, wijst in het algemeen op een mechanisch probleem in de thoraxwand of het sternum.

Angst- en paniekstoornissen kunnen zich uiten als somatische klachten. Naast pijn op de borst komen dan ook paresthesieën, retrosternale pijn, duizeligheid, misselijkheid en soms collaps voor. Daarbij moet men zich realiseren dat deze klachten ook door angst secundair aan een somatisch probleem kunnen optreden, bijvoorbeeld ten gevolge van pijn bij een hartinfarct of longembolie, en als zodanig dus niet per se indicatief zijn voor psychische problemen.

Blijft de verdenking op cardiale ischemie anamnestisch bestaan, dan is soms verwijzing naar de cardioloog geïndiceerd (voor een thalliumscan of coronaria-angiografie).

Geruststelling ten aanzien van een cardiale achtergrond blijkt in de groep patiënten met pijn op de borst helaas vaak niet afdoende: een deel blijft recidiverend klachten houden en blijkt intensief gebruik te maken van medische voorzieningen. In een vervolgonderzoek van verwezen patiënten met pijn op de borst met een normaal coronaria-angiogram bleek dat zij de huisarts of de spoedeisende hulp jaarlijks gemiddeld nog 2,2 keer consulteerden en gemiddeld zelfs eenmaal per jaar voor verdere evaluatie in het ziekenhuis werden opgenomen. Bij chronisch recidiverende klachten ontkomt de huisarts soms niet aan verdere evaluatie.

Vervolg casus

Twee weken later krijgt u een schrijven van de cardioloog. De fietsproef was negatief. Hij meent dat er sprake is van atypische pijnklachten op de borst en dat een angineuze achtergrond zeer onwaarschijnlijk is. Hij voegde metoprolol toe aan de calciumantagonist die ze al gebruikte. Hij ziet onvoldoende reden om verder diagnostiek te doen (bijvoorbeeld coronaria-angiografie).

Drie weken later ziet u mevrouw Van Laar terug. De klachten zijn nooit helemaal weg geweest, maar bovendien van karakter veranderd. Ze heeft vooral 's avonds en 's nachts last, de pijn zit laag achter het borstbeen en ze heeft vreselijk veel last van zuurbranden. De pijn straalt niet uit en is meer stekend dan drukkend van karakter. Ze verdraagt geen koffie meer en ook geen koolzuurhoudende frisdrank. Bij bukken kan ze de pijn bijna opwekken. Bovendien is ze van alle spanning de laatste dagen ook weer verstopt. De ranitidine van haar man geeft wel verlichting, maar ze moet er 's avonds wel twee nemen. Soms neemt ze midden in de nacht ook nog een tabletje nitrobaat, daarna valt ze dan in slaap.

Hoe nu verder? De klachten van mevrouw blijven moeilijk onder een noemer te brengen. Met de berichtgeving van de cardioloog is in uw ogen voorlopig een ischemische oorzaak van haar thoracale pijnklachten met redelijke zekerheid uitgesloten. Gezien de zuurgerelateerde klachten denkt u nu toch in eerste instantie aan slokdarmafwijkingen, mogelijk een hernia diaphragmatica of een oesophagitis.

Vervolg casus Het echtpaar dringt aan op duidelijkheid over de achtergrond van de klachten. Mede gezien de leeftijd van mevrouw besluit u tot een duodenoscopie, alvorens te gaan behandelen met zuurremmende middelen. U vraagt de assistente op korte termijn een afspraak voor endoscopie bij de MDL-arts te maken.

Een week later krijgt u het endoscopieverslag: er was in de onderste slokdarm inderdaad sprake van een sliding hernia diaphragmatica met enige refluxstraatjes, die niet conflueerden, er zijn geen aanwijzingen voor Barrett oesophagus en in het duodenum en de maag zijn geen afwijkingen geconstateerd. Conclusie: hernia diaphragmatica met refluxoesophagitis, graad B volgens de Los Angelos-classificatie.

U schrijft haar tweemaal daags een protonpompremmer voor. Na een week meldt ze telefonisch dat ze zich een stuk beter voelt, de klachten zijn bijna verdwenen. U verlengt de kuur tot zes weken en vraagt haar daarna terug te komen.

Twee maanden later blijkt mevrouw ondanks de medicatie echter nog steeds niet klachtenvrij. De klachten van zuurbranden zijn dan weliswaar een stuk verbeterd zolang ze de protonpompremmer neemt, maar ze houdt last van pijnlijke steken achter het borstbeen, vooral rond de maaltijd en 's avonds in bed. Die treden toch zeker nog zo'n drie keer per week op. Ze zijn niet inspanningsgebonden en stralen niet uit naar arm of kaken.

Het echtpaar laat zich maar moeilijk geruststellen en blijft vrezen dat er toch een ernstige achtergrond voor de klachten bestaat.

Omdat de klachten toch vanuit de tractus digestivus lijken te komen, besluit u haar voor verdere diagnostiek naar de MDL-arts te verwijzen.

Oesophageale oorzaken van retrosternale pijn

Pijn op de borst van oesophageale origine kan het gevolg zijn van stimulatie van chemoreceptoren (zuur, pepsine, gal, enzovoort), thermoreceptoren (hete of koude dranken) en mechanoreceptoren (distentie en spasmen).

De pijn kan continu zijn of aanvalsgewijs, en er is vaak geen duidelijke aanleiding voor de pijn. Sommige onderzoekers vermoeden een doorbloedingsstoornis als oorzaak voor de pijn, omdat de pijn soms goed reageert op nitraten. Andere zien een afwijkende oesophagusmotiliteit, zoals spasme of juist distentie als oorzaak van de thoracale pijnklachten.

De bekendste motiliteitsstoornissen van de oesophagus zijn: achalasie (6%), spasmen van de slokdarm als gevolg van een prikkelbare slokdarm (36%) en notenkrakerslokdarm (48%). Achalasie wordt gekenmerkt door onvoldoende relaxatie van de onderste slokdarmsfincter bij slikken. Bovendien komen er in de slokdarm geen peristaltische, maar uitsluitend simultane contracties voor. Een en ander leidt tot passagestoornissen en op de lange duur tot een wijde slokdarm met stase van voedsel en op de slikfoto het karakteristieke muizenstaartje. De diagnose kan met manometrie worden bevestigd. Bij de notenkrakerslokdarm, ook een oesophageale motiliteitsstoornis die gepaard gaat met retrosternale pijn, worden bij manometrie wel peristaltische contracties gezien, maar de amplitude/druk van deze contracties is veel te hoog.

Bij sommige patiënten met niet-cardiale pijn op de borst bestaat er een toegenomen pijngevoeligheid van de slokdarm. Zo bleek dat patiënten met een oesophageale oorzaak van pijn op de borst een minder groot ballondistentievolume konden verdragen. Atypische vormen van oesophageale reflux worden naast zure en peptische reflux mogelijk voor een deel veroorzaakt door gallige reflux.

Aanvullende diagnostiek bij slokdarmklachten

Bij het vermoeden op een oesophageale oorzaak van pijn op de borst zal de huisarts in eerste instantie een diagnostische proefbehandeling met een hoge dosis zuurremmende medicatie geven (bijvoorbeeld twee weken een dubbele standaarddosis van een protonpompremmer). Indien de klachten hierop verdwijnen, kan de dosis worden verlaagd en getitreerd tot een dosis waarop de klachten wegblijven. Mocht dit echter onvoldoende effect hebben, dan is een zuurgebonden oorzaak onwaarschijnlijk. Bij persisteren van de klachten kan de huisarts een endoscopie aanvragen om anatomische of slijmvliesafwijkingen op te sporen. Zo kan bijvoorbeeld het vinden van een sliding of para-oesophageale hernia, een refluxoesophagitis, een stenose in de oesophagus of een achalasie een goede verklaring vormen voor de klachten.

Als bij de endoscopie geen verklaring wordt gevonden voor de klachten, terwijl men wel een gastro-intestinale oorzaak veronderstelt, kan men de patiënt doorverwijzen naar de MDL-arts voor verder functieonderzoek, vooral gericht op het uitsluiten van refluxziekte, dan wel een motiliteitsprobleem van de slokdarm.

Bij een eventuele verwijzing dient men zich echter wel te realiseren dat de therapeutische mogelijkheden bij een aangetoonde motiliteitsstoornis vaak beperkt zijn en voor een belangrijk deel nog in ontwikkeling zijn. Ondanks deze beperkte therapeutische mogelijkheden kan het persisterende karakter van de klachten en de diagnostische onzekerheid voor patiënt en arts reden zijn voor een consultatieve verwijzing naar de MDL-arts.

Functieonderzoek van de slokdarm

Manometrie van de bovenste tractus digestivus heeft onze kennis over de bewegingen in dit traject aanzienlijk vergroot. Inmiddels wordt de manometrie gebruikt om motiliteitsstoornissen aan te tonen. Hierbij gebruikt men een speciale katheter met verschillende drukmeetpunten, die door de neus tot in de maag wordt opgevoerd. Op deze manier kan men de rustdrukken over het gemeten traject bepalen. Ook kan men de patiënt slokjes water laten drinken, zodat men de peristaltische beweging kan beoordelen. Op deze manier kan men ook afwijkende contracties observeren. Manometrie is de gouden standaard geworden in de diagnostiek van slokdarmachalasie. Hierbij wordt het hierboven beschreven karakteristieke manometrische patroon gevonden. Bij patiënten met *non cardiac chest pain* kan men diffuse oesophagusspasmen (tijdens een pijnaanval worden langdurige en te sterke simultane contracties gezien) en de zogenoemde notenkrakeroesophagus waarnemen.

Om te beoordelen of pijnaanvallen in de gemeten periode gepaard gaan met een afwijkende motiliteit en/of zure reflux kan de *ambulante 24-uurs pH-metrie en/of manometrie* worden gebruikt. Op deze manier kan gedurende 24 uur zowel de motiliteit als de zuurgraad in de oesophagus worden gemeten. De katheter wordt op de GE-functieafdeling via de neus ingebracht en aangesloten op een draagbare recorder. Met de recorder aan een riem om het middel gaat de patiënt naar huis. De patiënt dient tijdens het onderzoek op de recorder aan te geven wanneer er klachten zijn. De volgende dag wordt de sonde verwijderd en kan men de recorder aflezen. Ook kan men dan beoordelen of er een correlatie is tussen klachten en zure reflux en/of oesophagusspasmen.

Manometrie bij pijn op de borst

Lam en collega's onderzochten 45 patiënten die wegens pijn op de borst acuut naar de cardioloog waren verwezen. Nadat een cardiale oorzaak van de pijn was uitgesloten, werd aansluitend gedurende 24 uur ambulante mano- en pH-metrie verricht. Tijdens de observatieperiode hadden dertig patiënten een of meer pijnepisodes en hadden 27 (90%) aantoonbare afwijkingen. Zure reflux was geassocieerd met pijn op de borst bij veertien (47%), abnormale motiliteit bij twaalf (40%) en beide afwijkingen bij één (3%) van de patiënt(en).

Medicamenteuze behandelmogelijkheden

De behandeling van gastro-intestinaal verklaarde pijn op de borst is afhankelijk van de gestelde diagnose. Omdat *zure reflux* een veelvoorkomende oesophageale oorzaak van pijn op de borst is – door directe irritatie door zuur dan wel indirect door het opwekken van oesophagusspasmen – is een (proef)behandeling met sterke zuurremming (een hoog gedoseerde protonpompremmer) de eerste keuze van behandeling. Bovendien betekent een positieve reactie een bevestiging van de diagnose. Niet zelden wordt om deze reden ook in de huisartspraktijk de genoemde kortdurende proefbehandeling met hoog gedoseerde protonpompremmer bij NCCP als diagnosticum gebruikt.

Bij een *hernia diaphragmatica met zure reflux* is het belangrijk provocerende factoren als overgewicht, 'verstopt-regenpijpfenomeen' (dat wil zeggen dat een relatieve verstopping in de lagere tractus digestivus ten gevolge van obstipatie aanleiding is tot een zure reflux bovenin) en reflux inducerende medicatie (zie hoofdstuk 1) aan te pakken. Op geleide van de klachten zal de patiënt op protonpompremmers moeten worden ingesteld. Bij een bijzonder type herniatie, de zogenoemde para-oesophageale hernia diaphragmatica komt de maag naast de slokdarm door het diafragma, waardoor inklemmen eerder kan voorkomen. Bij deze groep patiënten zal bij persisterende klachten chirurgische therapie worden overwogen. Een zogenoemde peptische stenose in de slokdarm als gevolg van bijvoorbeeld een lang bestaande oesophagitis met fibrose en vernauwing, kan poliklinisch met Savary-bouginage worden behandeld. Over een endoscopisch ingebrachte voerdraad door de stenose kan men onder doorlichting steeds dikkere Savary-sondes door de stenose opvoeren, waardoor deze geleidelijk mechanisch wordt opgerekt. Deze behandeling vindt onder sedatie plaats.

Achalasie zal men bij voorkeur behandelen met pneumodilatatie van de cardia of lokale injectie met botulinetoxine. Bij pneumodilatatie wordt bij de gesedeerde patiënt onder endoscopische en röntgencontrole een ballon in de cardia opgevoerd en opgeblazen, zodat deze mechanisch wordt opgerekt. Pneumodilatatie heeft een langdurig effect (vaak meer dan één jaar), maar kan perforatie tot gevolg hebben. Botulinetoxine is duur en werkt maar drie maanden.

De behandeling van andere *motiliteitsafwijkingen* van de slokdarm als gevolg van pijn op de borst verloopt moeizaam. Geruststelling is in dit geval vaak het belangrijkste therapeuticum. Is dat niet afdoende, dan kan men een medicamenteuze proefbehandeling geven om de slokdarmkrampen te trachten af te remmen. In dit kader worden nitraten, anticholinergica en calciumantagonisten toegepast. Helaas is de effectiviteit van geen van deze middelen overtuigend aangetoond. Bovendien worden ze door de bijwerkingen slecht verdragen. Het gebruik van medicamenteuze therapie bij persisterende thoracale pijnklachten als gevolg van motiliteitsproblemen is daarom vaak een zaak van *trial and error*, waarbij gezien de teleurstellende resultaten terughoudendheid gepast is.

Epiloog

De MDL-arts schrijft u dat hij meende dat de oorzaak van de retrosternale klachten van mevrouw Van Laar toch op slokdarmgebied moest worden gezocht. Bovendien vond hij bij oesophagusdrukmeting veel diffuse slokdarmspasmen, die samenvielen met de subjectief door mevrouw Van Laar ervaren pijnperiodes. Hij had haar op proef omeprazol 2 dd 20 mg gegeven, en voor de spasmes nifedipine 30 mg retard. Na twee weken rapporteerde mevrouw al klachtenverbetering, dus hij stelde voor dit medicamenteus beleid te continueren.

Vier maanden later wordt u in de avonddienst gebeld door de echtgenoot van mevrouw Van Laar. Zijn vrouw heeft sinds een uur weer flinke pijn achter het borstbeen, die nu ook uitstraalt naar de kaken. Ze heeft sinds het bezoek aan de specialist geen zuurbranden meer gehad, maar is nu wel erg misselijk en zweterig.

Ondanks de negatieve cardiale diagnostiek en de oesophageale verklaring voor de klachten in het verleden vindt u het beeld nu toch erg suggestief voor myocardischemie en besluit u mevrouw met spoed naar de cardioloog te verwijzen.

Deze belt u de volgende dag terug, met de mededeling dat er inderdaad sprake bleek van een onderwandinfarct.

Literatuur

Alban-Davies H, Jones DB, Rhoades J, Newcombe RJ. Angina-like esophageal pain: differentiation from cardiac pain by history. J Clin Gastroenterol 1985;7:477.

Cooke RA, Angiansahh A, Chambers JB, Owen WJ. A prospective study of esophageal function in patients with normal coronary angiograms and controls with angina. Gut 1998;42:3232-9

Diamond GA, Foorister JS. Analysis of probability as an aid in the clinical diagnosis of coronary artery disease. N Engl J Med 1979; 300:305-8.

Does E van der, Lubsen J, Pool J. Acute myocardial infarction; an easy diagnosis in general practice? Br J of Gen Pract 1980;30:405-9.

Knottnerus JA, Ebben C, Govart TME, De Geus CA. Klachten op de borst, omgaan met onzekerheden. Huisarts Wet 1985;28:159-64.

Lam HGT, Dekker W, Kan G, et al. Acute noncardiac chest pain in a coronary care unit. Evaluation by 24-hour pressure and pH recording of the esophagus. Gastroenterology 1992;102:453.

Lamers CBHW. Therapie bij maag-, darm- en leverziekten. Utrecht: Bunge, 1997.

Peski van-Oosterbaan AS, Spinhoven Ph, Koch GCl, et al. Onverklaarde niet cardiale pijn op de borst; prevalentie en natuurlijk beloop. Ned Tijdschr Geneesk 1998;142(45):2468-71.

Velden J van de, Bakker JH de. Een nationale studie naar ziekten en verrichtingen in de huisartspraktijk. Basisrapport: morbiditeit in de huisartspraktijk. Utrecht: NIVEL, 1991.

Wise CM. Chest wall syndromes; editorial review. Curr Opin Rheumatol 1994;6:197-202.

Steeds maar weer last van die buik; zeldzame oorzaken van bovenbuikklachten

Casus

De heer Van Gaart (49) meldt zich op uw donderdagmiddagspreekuur. Hij is ten einde raad: sinds drie weken heeft hij weer buikklachten. Hij dacht net dat hij er nu vanaf was.

U gaat zijn buikklachtengeschiedenis even na. Sinds twee jaar heeft hij perioden van buikklachten, vooral in de bovenbuik en rond de navel, die soms wel een week of vier duren en daarna weer afzakken. Tussendoor is hij soms maanden vrij van klachten.

De klachten wisselen sterk; soms staat de pijn op de voorgrond, maar meestal is het vooral een vaag misselijk gevoel, met wat opgeblazen sensaties. Hij heeft geen refluxklachten en zeker geen koliekpijnen. Tijdens die klachtenperiodes is zijn ontlasting ook wat dunner.

Hij heeft nooit een verband tussen de klachten en zijn eetgewoonten, alcoholgebruik of stress kunnen ontdekken.

U kent de heer Van Gaart als een reëel man; hij heeft een meubelzaak in het dorp. Hij is verder goed gezond, en drinkt en rookt stevig, maar voorzover u weet, kent hij zijn grenzen. Hij is gelukkig getrouwd, heeft drie opgroeiende kinderen en u ziet geen aanknopingspunten voor een duidelijk psychosociale achtergrond van de klachten.

Tot op heden bent u er nooit achtergekomen wat nu precies de oorzaak van zijn klachten is. In eerste instantie liet u op verdenking van een ulcuslijden twee jaar terug een duodenoscopie doen. Deze liet een normaal slijmvlies van maag en duodenum zien. Toen de klachten later recidiveerden, deed u een oriënterend bloedonderzoek. Ook dat liet geen afwijkingen zien: een wat verhoogde BSE van 28 mm/uur, maar normale leukocytendifferentiatie, normale leverfuncties en amylase. Ten slotte vond een jaar geleden een echografie van de bovenbuik plaats. Dat leverde een normaal beeld van lever en galblaas op. In het pancreas dubieus wat verkalkingen. De verleden jaar geconsulteerde internist vond geen afwijkingen en omdat de klachten weer afnamen, werd besloten tot een expectatief beloop.

Medicamenteus heeft u de klachten ook nooit gunstig kunnen beïnvloeden; zuurremming had geen effect, een prokineticum evenmin. Zijn voorgeschiedenis levert weinig aanknopingspunten op. Hij heeft hooikoorts, met een positieve Phadiatop en een positieve RAST voor huisstof en katten.

U besluit gewoon weer bij het begin te beginnen en hem eerst weer eens te onderzoeken. Bij lichamelijk onderzoek vindt u wederom geen grote afwijkingen. U hoort een souffle in de bovenbuik, die houdingsafhankelijk is. De lever en milt *zijn niet vergroot. Hij geeft geen drukpijn in de bovenbuik aan. U bespreekt het een en ander met hem en besluit met een* MDL*-arts te overleggen. U spreekt af dat hij u over een paar dagen opbelt.*

Wat te doen?

De meest voor de hand liggende oorzaken zijn uitgesloten. Dan zou het dus om functionele buikklachten gaan, maar dat klopt niet helemaal met het beeld dat u van meneer Van Gaart en zijn klachten heeft. Zou die souffle toch een aanwijzing zijn? De echo van een jaar geleden liet geen aneurysma zien. Hebben de verkalkingen in het pancreas soms betekenis of zou er sprake zijn van een voedselallergie?

Chronische buikklachten en zeldzame diagnoses

De huisarts wordt bijna dagelijks geconfronteerd met patiënten met buikklachten waarvoor geen pathologische verklaring of anatomisch substraat kan worden gevonden. Uit verlegenheid noemen we deze klachten dan functioneel. Kennis over de thuis- en werksituatie en andere omgevingsfactoren van de patiënt kan de huisarts op het spoor van een psychosociale achtergrond zetten (problemen op het werk of in het gezin, neiging tot somatisatie), maar soms juist ook op het spoor van een somatische oorzaak (verband met een tropenreis, familie met ulcuslijden, enzovoort).

De huisarts heeft de moeilijke taak om bij buikklachten waarvoor niet meteen een oorzaak wordt gevonden (en dat is meer dan de helft van de chronische buikklachten), het evenwicht te vinden tussen enerzijds gerechtvaardigd gericht onderzoek doen bij patiënten die wel een reële kans op een somatische oorzaak hebben en anderzijds voorkomen dat er zinloos wordt gespeurd bij de grootste groep met functionele klachten.

Bestaat er twijfel over een somatische oorzaak die niet met aanvullend onderzoek in eigen beheer kan worden weggenomen, dan wordt de patiënt vaak verwezen naar de internist of MDL-arts.

De MDL-arts probeert een somatische oorzaak uit te sluiten, vaak met behulp van meer geavanceerd aanvullend onderzoek. Indien ook de MDL-arts geen verklaring vindt voor het klachtenpatroon van de patiënt dan is er toch sprake van functionele klachten. De diagnose 'functionele klachten' hangt natuurlijk sterk samen met hoe diepgaand er naar een oorzaak wordt gezocht. Als de huisarts bij oriënterend onderzoek geen verklaring vindt, levert specialistisch onderzoek doorgaans weinig meer op, hoewel er soms zeldzame aandoeningen aan het licht komen. De belangrijkste zijn: malabsorptie, voedselallergie, darmischemie en motiliteitsstoornissen. De meeste patiënten met chronische aspecifieke buikklachten hebben geen organische afwijking, maar het opsporen van een van de hierboven genoemde afwijkingen heeft wel therapeutische consequenties. Patiënten met deze pathologie kunnen zich presenteren met klachten als die van de heer Van Gaart. De belangrijkste reden voor verwijzing en verder onderzoek blijkt dan vaak het 'niet-pluis-gevoel' van de verwijzend huisarts.

Casus

U bespreekt de klachten van de heer Van Gaart met de MDL-arts. Op zijn advies besluit u in eerste instantie het bloedonderzoek naar leverenzymen en amylase te herhalen en fecesanalyse en serologische coeliakiediagnostiek te laten plaatsvinden.

De fecesanalyse levert geen bijzonderheden op: bij herhaling worden geen giardiacysten gevonden, ook het onderzoek naar amoeben is negatief. De heer Van Gaart produceert 750 gram ontlasting per 72 uur met 15 gram vet. De serologische diagnostiek naar coeliakie levert een licht positieve reactie op, die volgens de referentiewaarden van het laboratorium nog binnen de normaalwaarden valt. De amylasewaarde en leverenzymen zijn normaal.

U bespreekt de uitslagen telefonisch met de heer Van Gaart en vertelt hem dat er geen duidelijke aanwijzingen zijn voor een verteringsprobleem in de darm. Hij heeft zijn klachten voor zichzelf nog eens op een rij gezet en met zijn vrouw besproken. Zij vermoedt een verband met zijn eetgewoonten. Hij is veel meer chips en dergelijke gaan eten en het was zijn vrouw opgevallen dat hij nogal eens klachten heeft na het nuttigen van Indonesisch eten. Zou het daar niet mee kunnen samenhangen? Kan er geen sprake zijn van voedselallergie?

Heeft hij een voedselallergie?

Dat is misschien wel een goede suggestie, over voedselallergieën wordt tegenwoordig veel geschreven. Ze zouden meer voorkomen dan altijd werd gedacht. Een aantal jaren terug was er veel heisa over de kleurstoffenallergie. Van de andere kant herinnert u zich van een recente nascholing dat 'echte' voedselallergieën heel zeldzaam zijn. Daarnaast zit u ook nog met de betekenis van die souffle – hoeveel waarde moet je nu toekennen aan zo'n bevinding? Dat heeft u niet met de MDL-arts besproken. Kan die souffle verband houden met zijn klachten? U herinnert zich de term 'angine abdominale' nog uit de collegebanken. U komt er niet uit. Onbegrepen buikklachten, niet alarmerend, bij iemand bij wie u toch het gevoel houdt dat er iets aan de hand moet zijn. U besluit de heer Van Gaart voor verder onderzoek naar de specialist te verwijzen.

Wanneer is er sprake van een voedselallergie?

Steeds vaker presenteren patiënten zich met buikklachten die min of meer gerelateerd zijn aan bepaalde voedselproducten, toegevoegde smaak- of conserveringsmiddelen of kleurstoffen (bijvoorbeeld glutamaat). In de dagelijkse praktijk spreken we in het algemeen van voedselintolerantie bij onaangename reacties die optreden na het eten van bepaalde voedselbestanddelen. In de algemene bevolking meldt 45%

van de mensen voedselintolerantie, in de zin van lichamelijke klachten die optreden na het consumeren van bepaalde voedingsmiddelen. Daarbij ligt de grens tussen 'niet verdragen' en 'afkeer van' uiteraard niet erg scherp. Voedselallergie, een allergische reactie op voedingsbestanddelen, komt veel minder vaak voor. Bij kinderen wordt de prevalentie geschat op 2 tot 5% terwijl deze bij volwassenen veel lager ligt. Voedselallergie ziet men vaker bij patiënten met een atopische constitutie.

Bij voedselallergie is er sprake van ongewenste immunologische reacties die worden geïnitieerd door specifieke voedselproducten (bijvoorbeeld mosselen, aardbeien, pinda's, enzovoort). Allergische reacties kunnen vroeg of laat na de voedselinname voorkomen. Vroege reacties ontstaan enkele seconden tot een uur na contact met het voedselbestanddeel. Vaak berust deze vroege reactie op IgE-gemedieerde allergie. De symptomen bestaan uit: orale of faryngeale pruritus en soms zwelling van mond of farynxslijmvlies, slikmoeilijkheden en zelfs inspiratoire dyspneu (stridor). Bij de late allergische reactie (5 tot 60 minuten) staan braken, diarree en abdominale pijn op de voorgrond, soms ook rhinoconjunctivitis en/of expiratoire dyspneu (*wheezing*). Nog weer later kunnen pruritus, urticaria en angio-oedeem ontstaan.

Wanneer bij aanraking van de voedingsmiddelen onmiddellijk contacturticaria ontstaan, of wanneer geuren en dampen een acute rhinitis of astma-aanval uitlokken, gaat het meestal om IgE-gemedieerde allergie. Late reacties als gegeneraliseerd eczeem, urticaria, toename van astma, neusobstructie of atopisch eczeem kunnen ontstaan na een of meer uren, tot zelfs een paar dagen na het innemen van het oorzakelijke voedselbestanddeel, en zijn meestal T-cel-gemedieerd. Koemelkallergie bij jonge kinderen is meestal gekenmerkt door de aanwezigheid van specifieke IgE-antilichamen en gaat gepaard met krampen, diarree en eczeem. Eliminatie-provocatiediëten kunnen bij een echte IgE-gemedieerde voedselallergie levensgevaarlijke reacties geven. Daarom dient de diagnostiek bij klinische verdenking op allergie voor een specifiek voedingsbestanddeel plaats te vinden door middel van een gegeneraliseerde serologische allergietest. Indien deze Phadiatop positief is kunnen RAST-tests op specifieke clusters van voedingsallergenen worden uitgevoerd. Soms is daarbij overleg met het laboratorium noodzakelijk. Indien de allergie aldus is aangetoond is levenslange eliminatie van het betreffende allergene bestanddeel uit het dieet geboden.

De term 'voedselintolerantie' wordt gebruikt voor een abnormale gevoeligheid voor bepaalde voedselproducten die slechts bij sommige personen voorkomt en waarvoor men geen immunologische mechanismen heeft kunnen aantonen. Er bestaan in tegenstelling tot de voedselallergie geen laboratoriumonderzoeken om de diagnose te bevestigen (zoals huid- en RAST-tests). In de praktijk zal men de diagnose in eerste instantie stellen aan de hand van eliminatie- en provocatiediëten.

De eliminatiediëten vormen tevens de *behandeling* van voedselintoleranties. Bij koemelkovergevoeligheid zal men alle koemelk uit het dieet verwijderen en vervangen door soja of melkeiwithydrolysaten. Bij atopisch eczeem vindt men, ook zonder de typische anamnese van melkallergie, vaak positieve huid- en RAST-tests voor melk en eieren. In geval van een atypische anamnese leidt eliminatie van deze voedingsstoffen echter niet altijd tot klachtenvermindering.

Bij vruchten- of groenteovergevoeligheid ontstaan de reacties meestal bijna onmiddellijk na de inname van bepaalde vruchten of groenten. De oorzaak wordt dus gemakkelijker herkend en men zal vermijden deze vruchten en groenten rauw te gebruiken. Slechts bij uitzondering komen reacties op thermostabiele proteïnen voor en moeten dus ook gekookte voedingsmiddelen worden geweerd.

Bij voedselintolerantie zien we vaak kruisovergevoeligheid voor verschillende stoffen, waardoor het voorschrijven van een dieet met het weglaten van één specifieke substantie meestal weinig zin heeft. Bij persisterende klachten verdient het dan aanbeveling om een uitgebreid eliminatiedieet met de meest gangbare agentia aan de patiënt voor te stellen. Bij dit ingrijpende dieet is de hulp van de diëtiste meestal onontbeerlijk. In de eliminatiefase worden conserveringsmiddelen en kleurstoffen, biogene aminen, histaminebevattende voedingsmiddelen en histaminevrijmakende voedingsmiddelen aan het dieet onttrokken. Als de klachten hierop verdwijnen, kan voorzichtig stapsgewijze herintroductie plaatsvinden, waarbij op proef de verschillende klassen van verboden substanties weer worden toegestaan. Vele patiënten worden weer tolerant voor deze substanties als zij een tot twee jaar een aangepast dieet hebben gevolgd.

Vervolg casus

De MDL-arts vond dat er onvoldoende aanwijzingen zijn voor een voedselallergie of -intolerantie. Er is bij de heer Van Gaart geen duidelijke relatie tussen zijn klachten en het eten van bepaalde voedselproducten. Vanwege de souffle in de bovenbuik besloot de MDL-arts een angiografie te maken. Deze liet slechts wat atherosclerose van de aorta zien, zonder functionele stenosen in de darmarteriën. De MDL-arts besloot gezien het persisteren van de klachten en de licht positieve serologische coeliakiereactie tot een duodenoscopie. Een dunnedarmbiopt liet een partiële vlokatrofie zien met een toename van lymfocyten passend bij coeliakie. Er werd via de diëtiste een glutenvrij dieet voorgeschreven. Tevens kreeg de heer Van Gaart het advies om familieleden met klachten te informeren over hun toegenomen kans op coeliakie.

Wat betekent een abdominale souffle?

Chronische buikklachten op grond van ischemie van het maag-darm-stelsel zijn zeldzaam en vrijwel altijd het onderdeel van gegenerali-seerde atherosclerose. *Angine abdominale* bestaat uit herhaalde kortdu-rende aanvallen van acute ischemie van de darm. Deze ischemie is niet zeer uitgesproken, zodat de darmwand niet necrotisch wordt. Pijn en functiestoornissen kunnen wel optreden. Meestal gaat het om kram-pende, doffe pijn, die bij voorkeur ongeveer tien tot vijftien minuten na de maaltijd optreedt.

De klachten zijn vooral gelokaliseerd in het bovenste deel van het abdomen en de pijn kan uitstralen naar de rug. De pijn is erger na grote maaltijden en bij fysieke inspanning na de maaltijd. Het aantal aanval-len en de ernst ervan nemen in de loop van maanden of jaren progres-sief toe. Dit kan de patiënt ertoe brengen geleidelijk minder te gaan eten, zodat vermagering optreedt. Andere maaltijdgebonden sympto-men, zoals opgezette buik, nausea en diarree, komen ook voor. Er kan zelfs malabsorptie ontstaan. Het klinisch onderzoek is voor het overige vrij aspecifiek. Zelfs tijdens een pijnepisode is er geen abdominaal spierverzet. Vaak kan men wel een systolisch geruis horen in het boven-ste deel van het abdomen. De patiënt is meestal een oudere man met gegeneraliseerd vasculair lijden, diabetes en/of hypertensie. Voor er symptomen optreden, zijn meestal de drie grote darmarteriën aangetast en bestaat er een stenose van meer dan 50% van het lumen in twee van de grote arteriën.

De diagnostiek vindt plaats door middel van een arteriografie van het mesenteriaal vaatbed. Korte stenosen in het proximale deel van de arte-riën kunnen worden behandeld met ballondilatatie, al dan niet gevolgd door stentplaatsing. De chirurgische behandeling bestaat uit het aan-leggen van een 'bypass', gewoonlijk naar de arteria mesenterica supe-rior, naar de truncus coeliacus of naar beide. Chirurgisch ingrijpen blijkt vooral succesvol (70 tot 90% van de patiënten) als de indicatie beperkt wordt tot patiënten met een duidelijk klinisch beeld van darmischemie, met gelokaliseerde afwijkingen bij arteriografie, bij wie andere gastro-intestinale ziekten zijn uitgesloten.

Wat zijn malabsorptie-syndromen?

'Malabsorptie' is een verzamelnaam voor stoornissen in de voedselop-name in het maagdarmkanaal. Soms gaat het om solitaire malabsorp-ties, bijvoorbeeld een ijzer- en vitamine-B12-gebrek na een maagresec-tie. In de meeste gevallen gaat het om malabsorptie door een afname van de vertering (pancreasinsufficiëntie) of een afname van de dunne darmabsorptie (giardia lamblia, coeliakie) van voedingsstoffen. Malab-sorptie leidt meestal tot een lichte of ernstigere vorm van osmotische diarree door een afname van de vet-, koolhydraat- en eiwitabsorptie.

Gisting van onverteerde koolhydraten in het colon kan een opgeblazen gevoel en toegenomen flatulentie teweegbrengen. Door de toename van gas in de feces kan deze zelfs in het toilet blijven drijven. Een hoog fecaal vetgehalte (steatorrhoea) kan in het toilet de zogenaamde 'remsporen' veroorzaken. Doorgaans (maar lang niet altijd!) wordt een afname van het lichaamsgewicht waargenomen. Soms is de patiënt(e) 'slanker' dan de andere familieleden. Bovendien kan op den duur osteoporose ontstaan door malabsorptie van vitamine D en kan hemorragische diathese optreden door een verminderde opname van vitamine K. Verdere zeldzame gevolgen van malabsorptie zijn anemie door foliumzuur- of vitamine B12-deficiëntie en tetanie door hypocalciëmie. Analoog aan de pathofysiologie van malabsorptie kan men zich een breed scala van klachten voorstellen, die geen van alle specifiek zijn. Om die reden wordt malabsorptie bij volwassenen meestal pas laat ontdekt.

Hoe kan men malabsorptie objectiveren?

Het objectiveren en kwantificeren van malabsorptie kan op eenvoudige wijze plaatsvinden in de huisartspraktijk door de patiënt gedurende 72 uur ontlasting te laten verzamelen. Bij een normale voedselinname heeft de geproduceerde hoeveelheid ontlasting een voorspellende waarde voor malabsorptie. Een normaal darmstelsel dat wordt gevoed met een vezelrijk dieet, produceert ongeveer 200 tot 300 gram ontlasting per dag. Een fecesproductie van meer dan 1000 gr/72 uur zal daarom wijzen in de richting van een malabsorptie. Eventueel kan men ook het vetgehalte in deze 72-uursontlasting laten bepalen. Een goed functionerende dunne darm en pancreas hebben een enorme capaciteit voor vetvertering. Dit houdt in dat ook grote hoeveelheden genuttigd vet vrijwel volledig zullen worden geresorbeerd. Een duidelijke toename van vet in de feces (>20 gr/72 uur) duidt dus altijd op pathologie. Deze test is niet belastend en vooral in het weekend goed uitvoerbaar. Geef de patiënt het advies om de potten waarin de feces wordt verzameld goed te koelen door ze bijvoorbeeld in de diepvriezer te bewaren of in de winter buiten te zetten. (Bij warme temperaturen kan namelijk gisting ontstaan, waardoor het deksel er af kan springen met alle gevolgen van dien.)

Welke aandoeningen kunnen leiden tot malabsorptie?

Infectie met *Giardia lamblia* komt wereldwijd voor, de besmettingsgraad is vooral in de tropen erg hoog. Deze parasitaire infectie wordt echter steeds vaker endemisch hier in Nederland gezien. Dat is een reden om ook deze diagnose in gedachten te houden bij patiënten met vage bovenbuikklachten. Het ziektebeeld is wisselend: vaak een plakkerige, vettige ontlasting zonder bloed of koorts, na een acute episode van waterige diarree met explosief karakter. In de chronische fase klaagt de

patiënt over een opgeblazen gevoel, darmrommelingen en misselijkheid, maar soms is er een duidelijk malabsorptiesyndroom met belangrijke vermagering. De diagnose wordt gesteld door een Enzyme Immuno
Assay in de feces te laten verrichten om een eiwitantigeen op te sporen
dat door de parasieten wordt aangemaakt. Bij een suggestief klinisch
beeld en negatief onderzoek kan een proefbehandeling met tinidazol
(2 gram ineens) overwogen worden. Als een en ander minder duidelijk
is, kan men de diagnose bevestigen met een dunnedarmbiopsie, maar
daarvoor is uiteraard wel verwijzing voor duodenoscopie noodzakelijk.

Malabsorptie treedt ook op bij *coeliakie*. De prevalentie onder de
Nederlandse bevolking wordt geschat op één op duizend. Omdat de
ziekte gepaard gaat met vage, subjectieve verschijnselen en daardoor
vaak subklinisch verloopt, ligt de ware prevalentie wellicht hoger, in de
orde van één op driehonderd. Coeliakie is een chronische ziekte met
een karakteristieke (partiële of totale vlokatrofie), maar niet-specifieke
dunnedarmslijmvliesafwijking, leidend tot malabsorptie met alle gevolgen van dien. De ziekte is te wijten aan een eiwitsubstantie die zich in
tarwe bevindt: *gliadine*, een bestanddeel van tarwegluten. Verwante
eiwitten in gerst (hordeïne), rogge (secaline) en mogelijk haver (ave-
nine) kunnen de ziekte eveneens uitlokken.

Het klassieke beeld van coeliakie wordt gekenmerkt door duidelijk
malabsorptiesymptomen als steatorrhoea en gewichtsverlies. Vooral
volwassen patiënten met coeliakie vertonen deze klinische tekenen van
malabsorptie niet of slechts in geringe mate, maar melden vaak atypische algemene symptomen. Moeheid en vermagering komen bij 60 tot
70% van de patiënten voor. Hoewel chronische diarree het meest voorkomende gastro-intestinale symptoom is, presenteren sommige patiënten zich met obstipatie. Andere geregeld voorkomende symptomen zijn:
opgeblazen gevoel (vooral 's avonds) en buikpijn, misselijkheid en braken, en aftoïde stomatitis. Verder moet men de diagnose overwegen bij
patiënten met onbegrepen osteoporose of anemie.

Bij de diagnostiek naar coeliakie spelen vooral serologische tests en
weefselonderzoek van de dunne darm een belangrijke rol. Serumanti-
lichamen (vooral het IgG-antigliadine, maar ook het IgA-antigliadine en
anti-endomysium worden gebruikt) kunnen een vermoeden op coeliakie
bevestigen. Ze hebben een redelijk hoge sensitiviteit (rond de 90% voor
IgG-antigliadine) en specificiteit (van 60 tot 90% voor antigliadine).

Indien er nog twijfels zijn over de diagnose, kan een gunstige reactie
op een glutenvrij dieet de diagnose verder bevestigen. Met een strikt
glutenvrij dieet verbeteren de klachten en herstellen de histologische
darmafwijkingen.

Coeliakie en erfelijkheid

Bij coeliakie is er een duidelijke erfelijke predispositie. Ongeveer 15% van de eerstegraads verwanten van patiënten en 75% van de homozygote tweelingen krijgen de ziekte ook. Dit is wellicht het gevolg van de HLA-typering die gelegen zijn op chromosoom 6. Vrijwel alle coeliakiepatiënten in Noord-Europese landen zijn drager van HLA-DQ2 (90%) of HLA-DQ8 (10%). Dit is echter geen absoluut kenmerk van de ziekte, want in gebieden ten oosten van de Middellandse Zee is deze chromosomale combinatie bij 20% van de coeliakiepatiënten afwezig.

Er is een duidelijke associatie met aandoeningen die vaker worden gezien bij patiënten met het HLA-DR17-haplotype. Voorbeelden van frequent voorkomende associaties zijn naast dermatitis herpetiformis, diabetes mellitus (2 tot 8%), IgA-deficiëntie (2 tot 3%) en thyroïditis (5 tot 6%). Bij 8 tot 15% van de kinderen met het syndroom van Down wordt coeliakie aangetroffen. Bij dermatitis herpetiformis worden meestal symmetrisch over het lichaam papulovesiculaire laesies gezien, die jeuk en een branderig gevoel kunnen geven. Deze huidaandoening wordt slechts bij 5% van de coeliakiepatiënten gezien. Andersom blijkt dat de meeste dermatitis-herpetiformispatiënten in hun dunnedarmbiopt afwijkingen hebben die overeenkomen met de afwijkingen die bij coeliakie voorkomen. De huidafwijking reageert bij een aanzienlijk deel van deze patiënten gunstig op een glutenvrij dieet. Indien de diagnose dermatitis herpetiformis wordt gesteld, dient een gastro-intestinale evaluatie te worden overwogen.

Met het stellen van de diagnose 'coeliakie' veroordeelt men de patiënt tot een levenslang dieet. Aangezien dit erg belastend is voor patiënt en omgeving, is het belangrijk 100% zeker te zijn van de diagnose. Het aantonen van (partiële of totale) vlokatrofie in een endoscopisch verkregen dunnedarmbiopsie is in combinatie met het verdwijnen van klachten en afwijkingen op een glutenvrij dieet de gouden standaard. Om deze reden is het verstandig bij een positieve serologie een dunnedarmbiopsie te laten doen in overleg met de MDL-arts.

Bij bevestiging van de diagnose is het verstandig om de patiënt naar de diëtiste te verwijzen voor begeleiding, omdat het levenslang volgen van een glutenvrij dieet geen eenvoudige opgave is.

Chronische pancreatitis

In tegenstelling tot de acute pancreatitis, waarbij pijn altijd op de voorgrond staat, kan de chronische pancreatitis in 15% van de gevallen subklinisch verlopen en zich uiteindelijk presenteren met malabsorptie of diabetes mellitus. Anamnestisch worden er retrospectief vaak klachten gemeld die sterk overeenkomen met die van meneer Van Gaart. Indien de pijn op de voorgrond staat, is deze meestal vrij heftig, continu aanwezig en 'borend' naar de rug. Soms is er een toename van pijn na het eten, reden waarom sommige pancreatitispatiënten ook zonder malabsorptie kunnen afvallen. Soms kan de pijn in de loop der jaren verminderen als gevolg van het 'uitblussen' van de ontsteking. Hierdoor zal men in tegenstelling tot de acute pancreatitis bij het laboratoriumonderzoek geen verhoogd amylase of lipase meten. Meestal is er dan een volledige fibrose van het pancreas met multipele verkalkingen. Deze verkalking zijn op een buikoverzichtsfoto goed zichtbaar en kunnen op deze eenvoudige manier de diagnose 'chronische pancreatitis' bevestigen.

Malabsorptie wordt meestal pas laat in het beloop van de chronische pancreatitis gezien omdat deze pas klinisch manifest wordt als de exocriene functie gereduceerd is tot minder dan 10%. De behandeling van diabetes mellitus als gevolg van chronische pancreatitis is moeilijk omdat niet alleen de insulineproductie, maar ook de glucagonproductie is afgenomen.

Incidentie en oorzaken van chronische pancreatitis

Een prospectieve studie naar chronische pancreatitis in de regio van Kopenhagen toonde een incidentie van 8,2 nieuwe gevallen per honderdduizend inwoners per jaar en een prevalentie van 26,4 gevallen per honderdduizend inwoners. De incidentie en prevalentie zijn vooral gerelateerd aan het regionale alcoholgebruik. Van de patiënten met chronische pancreatitis moet bij ongeveer 70% de oorzaak worden gezocht in overmatig alcoholgebruik gedurende een langere periode. De combinatie van alcohol met eiwitrijke, vette maaltijden of gelijktijdige nicotineabusus zou een chronische pancreatitis eerder kunnen induceren. Andere oorzaken van chronische pancreatitis zijn: hereditaire vorm, hyperparathyroïdie, pancreas divisum. In 25% van de gevallen wordt geen oorzaak gevonden.

Epiloog

Vier weken na aanvang van het dieet bezoekt de heer Van Gaart uw spreekuur. Hij voelt zich beter dan ooit en merkt nu dat hij zich al veel langer ellendig voelde zonder dat hij dat besefte. Ook zijn vrouw is zeer tevreden, want haar man heeft door het verdwijnen van de klachten een heel stuk levensenergie terug. Zo heeft hij eindelijk een begin gemaakt met het bouwen van het dak op de garage.

Literatuur

Copenhagen Pancreatic Study. An interim report from a prospective epidemiological multicenter study. Scand J Gastroenterol 1981;16:305.

Corazza GR, Gasbarrini G. Coeliac disease in adults. Baillère's Clinical Gastroenterol 1995;9(2):329.

Crowe SE. Adverse gastroenterological reactions to food. Clinical perspectives in Gastroenterology 2000:284-90.

Mearin ML, Kneepkens CMF, Houwen RHJ. Diagnostiek van coeliakie bij kinderen; richtlijnen van de kindergastro-enterologen. Ned Tijdschr Geneesk 1999;43(9):451-5.

Leusden HAIM van (eindred.). Diagnostisch Kompas 1999/2000. Amstelveen: CVZ, 1999.

Sampsom HA. Food allergy. JAMA 1997;278:1888-94.

Yen S, Hsieh CC, MacMahon B. Consumption of alcohol and tobacco and other risk factors for pancreatitis. Am J Epidemiol 1982;116:407-14.

Register

Practicum huisartsgeneeskunde

In de reeks *Practicum huisartsgeneeskunde* zijn nog leverbaar:

In voorbereiding:
Diabetes mellitus in de huisartspraktijk

Voor het bestellen van losse delen of voor opgave van een abonnement op de serie *Practicum huisartsgeneeskunde* kunt u contact opnemen met Elsevier bedrijfsinformatie, klantenservice: tel. 0314 358 358 of e-mail: gezondheidszorg@ebi.nl
Losse delen zijn ook verkrijgbaar via de boekhandel.